RÉFLEXIONS

SUR L'EXERCICE

DE LA MÉDECINE.

RÉFLEXIONS

SUR L'EXERCICE

DE LA MÉDECINE.

PAR J. CH. FEL. CARON,

ANCIEN CHIRURGIEN ÉLÈVE, AIDE-MAJOR GAGNANT MAITRISE DES INVALIDES, MEMBRE DU COLLÉGE DE LA CI-DEVANT ACADÉMIE ROYALE DE CHIRURGIE, ÉLU DEUX FOIS DE SUITE PRÉVÔT ET ADMINISTRATEUR DU COLLÉGE ET HOSPICE DE CHIRURGIE DE PARIS, CHIRURGIEN EN CHEF DE L'HÔPITAL COCHIN DEPUIS SA FONDATION, ET MEMBRE DE L'ATHÉNÉE DES ARTS, etc.

PEJORA VIDEO, MELIORA SEQUOR.

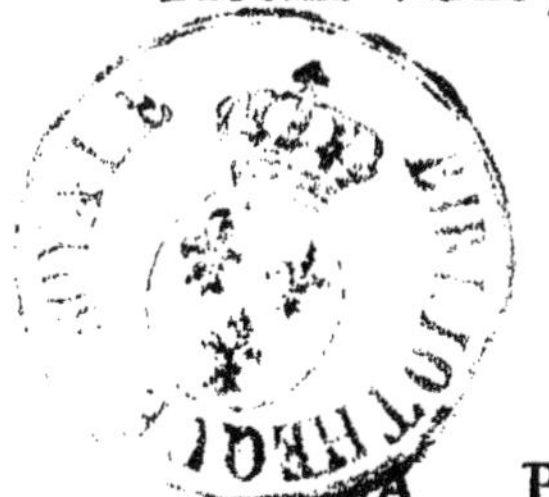

A PARIS.

De l'Imprimerie de CLOUSIER, Père et Fils, rue Saint-Jacques, N°. 30.

An XII. — 1804.

AU CITOYEN

DIRECTEUR

DE L'ÉCOLE DE MÉDECINE.

CITOYEN,

VOUS *féliciter sur les lois que vous venez d'obtenir, pour l'organisation de la médecine en France, paroît être un tribut, un hommage que vous attendez de ceux qui en professent l'exercice. Voici donc* cinq Ecoles Spéciales *qui vont devenir, par votre sollicitude, un centre où l'on sera assuré de trouver à s'instruire dans toutes les sciences, tant directes qu'indirectes de l'art de guérir. On désiroit depuis long-temps d'arriver à une tâche si difficile; un établissement, composé de savans hommes ou de philosophes, tenoit les esprits en suspens. Le succès répondra sans doute à vos espérances.*

CEPENDANT *d'anciens praticiens, des gens que l'expérience a formé et usé par les travaux et les veilles, remarquent que dans cette belle éducation qui élève si supérieurement la Médecine, peu d'articles conviennent à la Chirurgie:*

*C'est donc mal-à-propos qu'elle est confondue dans la grande science, puisqu'elle y est entièrement oubliée, c'est donc par une erreur inconcevable, que le titre d'*Officiers de Santé *s'y trouve aussi par trop humilié, pour qu'aucun élève, légèrement instruit, veuille s'en parer. D'autres omissions essentielles n'ont-elles pas encore échappées à la sagacité des rédacteurs?*

C'EST *ce qui m'engage, sans appréhension que le choc d'anciennes opinions ne me soit défavorable dans votre esprit, à mettre par écrit et à faire imprimer, les* Observations générales *que je vous adresse sur les nouveaux* Statuts. *J'y suis déterminé pour le bonheur de l'humanité souffrante, principalement dans les campagnes. Je les soumets à votre sagesse; et si le ton de vérité que j'y ai pris ne vous déplaît pas, je vous prie, au nom de cette humanité, déjà depuis si long-temps abandonnée, de travailler à son bonheur, en faisant donner à la Chirurgie, dont les Ecoles étoient avantageusement connues de toute l'Europe, et dont les partisans existent encore, des lois qui lui rendent son antique splendeur. Ces nouvelles lois promulguées avec éclat, rendront votre nom à jamais immortel.*

J'AI *donc recours à vous, pour tranquilliser ma conscience sur les devoirs de mon état, et sur ce qu'il exige de moi. Vos réponses me deviendront un guide sûr, et mes anciens confrères* silencieux *en auront de la joie. Avec un jugement sain et tel que le vôtre, on revient facilement de ses premières opinions.*

AGRÉEZ, *s'il vous plaît, Citoyen Directeur, l'applaudissement que je donnerai par préférence, à toutes les vues d'utilité publique que vous avez annoncées, et que vous pouvez compléter.*

Je vous salue.

J. P. FR. CARON.

RÉFLEXIONS
SUR L'EXERCICE
DE LA MÉDECINE.

DISPOSITIONS GÉNÉRALES.

DES MOEURS.

Les premiers STATUTS donnés aux chirurgiens, et dont ils juroient l'observation par-devant les Tribunaux, portent au titre des élèves : *Qu'on n'admettra que ceux dont on connoîtra parfaitement la probité, la droiture et le savoir; et qu'avant de s'inscrire pour les cours, ils présenront (comme la loi l'exigeoit), un certificat de bonnes mœurs; et pour avoir la vérité de ces certificats, on leur faisoit jurer qu'ils n'avoient usé d'aucune fraude dans l'attestation des bonnes mœurs, et dans celle du temps des études préliminaires.*

Cette sage précaution n'a pas paru suffisante, tant aux Ecoles de médecine qu'à celle de chirurgie. Quand un candidat se présentoit, il étoit obligé de montrer ses titres en présence de tous les membres assemblés, de décliner son nom, ses prénoms et le lieu de sa naissance; on nommoit des commissaires qui non seulement examinoient la validité des attestations, mais encore étoient chargés de s'informer de la bonne vie et des mœurs. Il étoit rare, peut-être même impossible, que parmi tous les membres assemblés, il ne s'en trouvât pas un qui fut du même pays, du même endroit, et qui ne connût pas l'individu ou sa famille. L'école impartiale ne tardoit pas à être assurée de la moralité ; aussi pourroit-on en citer beaucoup, qui par le résultat de cette présentation ont été refusés. La sûreté, le repos, la tranquillité publique exigeoient cette sévérité ; les lois la commandoient ; les magistrats y prêtoient la main et surveilloient à son exécution ; tant ils étoient persuadés que dans l'art de guérir, l'homme immoral pouvoit trouver les moyens de commettre les plus grands crimes.

En effet, avec adresse et sans crainte, il peut distribuer les poisons, puisqu'ils sont en ses mains, et que son état lui en permet l'usage : possédant la confiance publique, à combien d'excès ne peut-il pas se livrer ? rien ne l'empêche de devenir le déshonneur des familles, en un mot, il pourra, quand il le voudra, être un des fléaux le plus grand et le plus à craindre.

La médecine, en s'emparant de toutes les parties de l'art de guérir, auroit dû continuer cet important usage des informations, elle auroit pu en former le premier article de ses lois ; car ces informations en ont besoin, pour être exécutées. Je souhaite de bon cœur, que cet oubli ne l'expose pas à des désagrémens.

L'article II, porte que tous ceux qui obtiendront, à partir du commencement de l'an 12, le droit d'exercer l'art, porteront le titre de *Docteur en Médecine ou en Chirurgie*, lorsqu'ils auront été examinés ou reçus dans l'une des six Ecoles de Médecine, ou celui d'*Officiers de Santé*, quand ils seront reçus par les Jurys préposés à cet effet.

Je crois qu'on aura bien de la peine à déterminer ceux qui se feront recevoir par les Jurys, à prendre le titre d'Officiers de Santé ; il établit une ligne de démarcation trop grande, et trop humiliante, en ce qu'il semble intercepter toute relation, tout rapport de confraternité, qui naturellement pour le progrès de la science le bonheur de l'humanité, devroit avoir lieu entr'eux, et les Docteurs en Médecine, et les Docteurs en Chirurgie. Afin de faire sentir toute l'humiliation que malheureusement on attache aujourd'hui au titre d'Officier de Santé, je vais rapporter un passage d'un discours, lu au Tribunat, dans la séance du 16 ventôse an 11. (1)

La classe de ceux qui se contenteront du titre d'Officier de Santé, devroit être traitée moins rigoureusement; bornés aux soins les plus ordinaires, aux procédés les plus simples de l'art, ils porteront les premiers secours aux malades, aux blessés, traiteront les affections les moins graves, s'occuperont des pansemens communs et journaliers; et leur science principale devant consister à reconnoître les cas, où ils ne doivent point agir, ils formeront sans doute une classe moins relevée dans la hiérarchie médicale, mais pour être moins distingués, ils n'en seront pas moins utiles, c'est à porter des secours dans les campagnes, c'est à soigner le peuple industrieux et actif, qu'ils seront spécialement appelés. La partie la plus nombreuse des familles, et la classe la plus étendue de la population de l'état, seront confiés à leurs soins; leurs fonctions seront plus modestes, mais non moins importantes, et l'utilité réelle de leur ministère, compensera aux yeux du philosophe et de l'homme instruit, ce qu'il aura d'humble et d'obscur pour la multitude.

Que ce passage doit donner lieu à de bien tristes réflexions pour les amis de l'humanité, qui y voient qu'au lieu d'encourager, on humilie des hommes dont les fonctions sont d'autant plus importantes, que la santé de plus de la moitié de la France va se trouver entre leurs mains! Pourquoi, diront-ils, veut-on sans raison, et pour un vain titre, troubler la joie des gens de la campagne, des artisans des villes qui sont dans la confiance que notre sage gouvernement ne veut leur donner que des hommes instruits dans les trois parties de l'art de guérir? Pourquoi enfin, ne leur conserve-t-on pas le nom de chirurgiens, par lequel sont connus

(1) Voyez le Moniteur, dit la *Gazette Nationale*.

et estimés ceux qui exerçent maintenant, et qu'ils remplaceront ? Le seul motif qui peut animer le gouvernement, ne doit consister que dans les moyens de faire donner à ces hommes une éducation, qui les mette en état de secourir leurs semblables, et peu doit lui importer le titre qu'ils prendront.

Art. III. — Les docteurs en médecine et en chirurgie, reçus par les anciennes facultés de médecine, les colléges de chirurgie et les communautés des chirurgiens, continueront d'avoir le droit d'exercer l'art de guérir comme par le passé; il en sera de même pour ceux, etc.

Depuis long-temps, j'entendois dire dans Paris, que par de nouvelles lois, tous les chirurgiens, tant présens qu'à venir, jouiroient du titre de *docteurs*, et que tous ceux qui exerceroient l'art de guérir, s'appeleroient *médecins*. Des docteurs ont adressés par Ironie, des lettres à plusieurs de mes collègues, où ils les qualifioient de ce titre; pour moi qui connois les ressources médicales, je n'ai jamais voulu y croire; j'ai toujours dit que c'étoit une espèce d'amulette pour les empêcher de se plaindre, et pour laisser paisiblement passer le projet de loi que l'on sollicitoit, projet qui alloit humilier et détruire la chirurgie.

Je ne me suis pas trompé; on voit bien dans cet article qu'il y aura des docteurs en médecine et en chirurgie; mais ce ne sera que ceux qui seront reçus à dater du commencement de l'an 12. Les anciens médecins et chirurgiens resteront ce qu'ils sont, bien heureux encore doivent-ils être, que l'on veuille leur faire la grâce de permettre qu'ils exercent tranquillement leur art, comme par le passé. Ce règlement ne dit nulle part que, quand les chirurgiens présenteront leurs lettres de maîtrise, on les échangera pour des diplômes de docteurs. Voila donc les anciens chirurgiens, cette souche d'hommes la plus utile, et qui deviendra d'autant plus précieuse, que le nombre en diminue tous les jours sans remplacement, qui va former une classe intermédiaire entre les nouveaux docteurs et les officiers de santé; il sera curieux de voir comment elle sera traitée par les illétrés, aux trois examens, qui sans posséder de science réelle, se croiront plus qu'eux.

Les anciens chirurgiens n'auront-ils pas à se repentir de s'être laissés séduire par ce vain titre de docteur, que le public ne leur accordera pas, et de n'avoir rien fait pour s'opposer à leur destruction, qu'ils auroient empêchée, s'ils se fussent réunis en masse pour redemander ce qui appartient de droit à la chirurgie, ses écoles, son académie, et les fonds qui y étoient attachés?

L'académie jouissoit de 40,000 livres de rente; elle les devoit à *Lapeyronie*, homme de génie, plein de zèle pour la chirurgie, qui voulant assurer son existence, lui légua sa terre de *Marigny*. Il est fâcheux que je ne puisse pas rapporter ici l'esprit de la dotation, et les conditions qu'elle exigeoit, on y verroit que ce bienfaiteur de l'humanité n'avoit destiné le produit de cette terre que pour le soutien, l'avantage et l'honneur de la chirurgie, qu'il espéroit que par ce bienfait, il la porteroit bientôt au plus haut degré de splendeur, de dignité, d'utilité publique. Les ouvrages de cette académie font voir qu'il ne s'est pas trompé; et combien sont peut-être imprudentes les mains qui ont osé toucher à cette Dotation, et en changer la destination?

Connoissant les services signalés que les chirurgiens de Paris rendoient sans cesse à l'Etat et dans les armées, Louis XV ordonna la construction des Ecoles actuelles (bien dignes d'envie), que les chirurgiens ont entretenues à leurs frais, jusqu'au jour de leur spoliation. C'est encore des deniers de la *Martinière*, des *Houstet* et autres, que fut fondée à perpétuité cette école pratique, fameuse alors par sa parfaite organisation, et par la savante éducation qu'on y donnoit. On y distribuoit chaque année, des médailles d'or et d'argent, à ceux qui s'y étoient distingués par des progrès marqués. Qu'on juge d'après ce court et véridique exposé, combien la chirurgie pouvoit, à juste titre, demander le rétablissement de son collége, de son académie, et réclamer la restitution de tous les biens qu'elle possédoit.

Les chirurgiens, nos prédécesseurs, qui les lui ont donnés, ne les avoient destinés que pour le progrès de la chirurgie; ils ne les auroient certainement pas sacrifiés pour une science souvent conjecturale, telle que la médecine, qui depuis plus de vingt siècles de peines et de travaux d'esprit, n'a encore pu quitter le cercle étroit qu'*Hippocrate* lui avoit tracé, et qui de l'aveu des médecins est impalpable, et existe sans l'intervention d'aucun objet matériel. (1) Voilà pourtant comment l'ambition de posséder un vain titre, va laisser détruire le plus beau, le plus utile des établissemens, objet de l'admiration des puissances étrangères, qui y envoyoient à l'envi des jeunes gens, pour y recevoir cette bonne et précieuse éducation, perdue à jamais

On sait qu'il y a en France un grand nombre de personnes qui exercent la médecine, n'ayant d'autres titres que celui de Docteur à eux envoyés par la poste. Paris en fourmille : parmi eux on compte des chirurgiens, qui dans le temps du collége et de l'académie, avoient en poche de ces titres, qu'ils n'osoient montrer; mais depuis les nouvelles lois, ils ne rougissent que quand on les appelle chirurgiens; ils se pavanent en annonçant partout qu'ils sont des docteurs. Cet article de la loi, donnera indistinctement à tous ceux qui ont eu de ces lettres de change, le droit de s'en prévaloir, puisque sans connoître ce dont ils sont capables, on les assimile aux vrais docteurs. On auroit évité tout le mal que cette tolérance va causer, en donnant à cet article l'explication suivante :

---

(1) Voyez le Mémoire de la Faculté, adressé au corps législatif, au sujet des patentes; elle s'exprime ainsi :
« Rien ne peut constater légalement l'exercice d'une profession pure-» ment intellectuelle, qui se fait uniquement de vive voix, et sans » l'intervention d'aucun objet matériel. »

« Les docteurs reçus avant 1793, par les facultés de *Paris* et *Montpellier*, (où l'on est sûr que l'éducation des élèves se faisoit bien, et que les lettres de docteurs n'étoient pas des lettres de change), (1) continueront d'exercer l'art de guérir, comme par le passé, dans les lieux où ils ont pris résidence ; mais tous ceux qui ont obtenu ce titre des autres facultés, qui depuis long-temps avoient perdu de leur activité, ou n'en avoient presque plus, seront forcés d'aller exercer dans le Département où existoient ces facultés, ou de renoncer à ce titre usurpé. »

Cette loi doit être de toute rigueur, surtout pour les médecins qui habitent une des six villes spéciales où la médecine ne doit rien laisser d'impur. Je ne parlerai ici que de la chirurgie ; on sait qu'il y avoit une loi qui n'en permettoit l'exercice à Paris, qu'à ceux qui y avoient été reçus, que tous les chirurgiens reçus par les communautés étoient forcés d'y rester. On en avoit cependant excepté les chirurgiens de la Cour, des princes et même de leur chenil, qui par protection ou par argent, avoient obtenu une charge inattaquable par la science, qui leur donnoit le droit d'exercer la chirurgie partout ; mais ce qui en reste, n'est pas considérable. Une possession d'état, depuis quatorze à quinze ans, doit être respectée et demande une exception ; mais il faut les distinguer des membres de l'ancien collége, parce qu'ils n'ont pas subi les épreuves qui assurent du talent. La ligne de démarcation est absolument nécessaire pour la sûreté publique.

Depuis le commencement de la Révolution, on voit à Paris, la mère-ville des écoles spéciales, beaucoup de chirurgiens des départemens, qui y sont venus prendre domicile, sans qu'on sache pourquoi. Il me semble

(1) Je connois un collègue, qui depuis qu'il est maître en chirurgie, a reçu de *Montpellier*, par la poste, des lettres de docteur. Elles le font raffoler aujourd'hui.

qu'on ne devroit avoir aucun égard pour eux, et que peut-être il conviendroit qu'on s'informât des motifs qui ont pu déterminer leur déplacement.

DES EXAMENS, ET DE LA RÉCEPTION DES DOCTEURS EN MÉDECINE OU EN CHIRURGIE.

Il sera ouvert dans chacune des six écoles spéciales de médecine, des examens pour la réception des docteurs en médecine ou en chirurgie.

Ces examens seront au nombre de cinq.

Ce nombre, comme je l'ai déjà fait entendre, me paroît plus que suffisant pour connoître de quoi un étudiant en médecine est capable ; mais il ne suffira jamais pour convaincre le gouvernement, qu'un chirurgien qui aura passé par cette très-claire et très-mince étamine, en saura assez pour exercer un art aussi étendu que l'est la chirurgie. Il faut donc prouver que dans les cinq examens prescrits, il n'est pas possible que le candidat donne assez de preuves pour que l'on croie qu'il exercera son art avec distinction ; mais auparavant, examinons l'article VII de l'arrêté, portant règlement sur l'exercice de l'art de guérir.

Art. VII. — Chaque examen pourra être ouvert pour plusieurs candidats à la fois.

Enfin nous voilà revenu au temps des anciennes écoles de médecine, où à jour fixe les examens étoient ouverts à tout ce qui devoit compléter la licence de l'année, où dans plusieurs de ces examens, tous les candidats étoient interrogés à-la-fois, et où tel grand qu'en fut le nombre, tout étoit fini en 2 heures. A peine cependant, pouvoit-on faire deux à trois questions à chaque candidat ; mais la manière d'y répondre suffisoit et suffira toujours aux docteurs assemblés, pour les assurer s'il y en a parmi eux d'assez lettrés pour soutenir l'honneur de la médecine. Car, quoique ne croyant point à la médecine pratique, les docteurs sentent qu'il est de leur intérêt, de leur gloire, de faire voir son utilité, son importance; et ils sont persuadés que cette réputation ne se soutiendra qu'autant qu'ils auront toujours parmi eux, de ces génies féconds, capables d'inventer des systèmes nouveaux assez captieux, pour faire prendre la médecine pour une réalité propre à occuper les savans, et par de belles paroles en imposer à la multitude.

Le docteur *Moscati*, professeur de Clinique en l'université de *Pavie*, dans un discours inaugural prononcé le 10 ventôse an 7, ayant pour titre : *De l'emploi des systèmes dans la médecine pratique*, fait voir que cette érudition, qui fait la splendeur de la médecine, n'a rien ajouté à cette science, demeurée dans le même état. En parlant des grands hommes qui dans tous les âges ont, par leur prudent discernement, préservé la médecine pratique de la pernicieuse contagion des théories souvent changeantes, il dit :

EN EFFET, *si l'on parcourt avec un regard rapide l'histoire en grand de la médecine pratique, pendant les* vingt-trois siècles *desquels nous conservons les annales de l'art, on ne verra pas sans étonnement, que malgré la multitude des différentes sectes opposées et contradictoires entr'elles, qui dominèrent à différentes époques, la diversité des opinions qu'eurent les médecins dans l'exercice pratique de l'art, elles ne se réduisirent cependant qu'à deux classes générales. Les uns choisirent de préférence la médecine expectante, observatrice de la nature; et les autres employèrent la médecine efficace et agissante. A la première classe appartient la secte dogmatique fondée par* HIPPOCRATE, *sur les principes d'*HÉRODICUS, *cultivée par* GALIEN, *et adoptée ensuite par* SYDENHAM, STHAHL, BAGLIVI, HOFFMANN, BOERHAAVE, *et par tant d'autres, dont les noms sont chers à l'humanité, et célèbres par leur prudence médicale. La seconde classe comprit les médecins appelés méthodistes, qui furent* ASCLÉPIADE, THÉMISSON, THESSALE, CŒLIUS AURÉLIEN, SORANUS, PROSPER ALPIN, *et la secte exci-*

tabiliste de Brown, *en dernier lieu. Les premiers vouloient observer les maladies, aider la nature sans lui faire violence, et attendre, en avouant modestement, qu'il leur manquoit encore bien des connoissances dans tout ce qui appartient à l'Economie animale. Les méthodistes se fiant plus à leurs connoissances, préfèrent d'agir, en obligeant pour ainsi dire la nature à seconder leurs indications. Les premiers dans les cas heureux, n'ont que le mérite de contribuer à la guérison ; les seconds font des efforts pour guérir efficacement ; ceux-ci, dans les cas malheureux, donnent vigoureusement la mort, et les autres au contraire, avec leur prudente inaction, laissent seulement mourir.*

Si l'on veut faire attention à la teneur de ce passage, on verra aisément ce qu'a été la médecine pratique, ce qu'elle est, et on peut prévoir de longue main ce qu'elle sera toujours : au contraire, si on lit les anciens ouvravrages de chirurgie, on trouve qu'ils ne peuvent être comparés avec les modernes, que les découvertes que la chirurgie a faites à chaque âge sont grandes, que chaque âge a de beaucoup reculé les limites de cet art, et que d'autres découvertes les reculeroient encore, si avec le pouvoir de s'en occuper spécialement, elle étoit rendue à sa première liberté.

Le premier Examen sur l'anatomie et la physiologie, sera fait en deux séances.

En chirurgie, une séance sur l'anatomie ne peut suffire. En effet, qui concevra qu'un élève qui a besoin d'apprendre une anatomie descriptive, chargée de détails minutieux qu'on ne trouve que dans *Winslow*, *Sabatier*, et que l'élève en médecine ne lit pas, crainte de trop de fatigue d'esprit, puisse, en une seule séance, faire connoître qu'il sait assez, pour que l'école y croie de bonne foi. Elle doit sentir que l'élève en chirurgie pour l'apprendre, a besoin de passer plusieurs années à disséquer des cadavres, à contempler toutes les parties qui le composent, afin de les incruster dans sa mémoire, de manière à ne les oublier jamais : car un bon chirurgien doit toujours avoir devant ses yeux un tableau où soient représentés la position, la grandeur, la figure, la direction, la connection, et surtout les rapports que ces différentes parties ont entr'elles.

Ces rudes épreuves, ce long, pénible, désagréable et insalubre exercice, avoit appris à nos anciens, combien il falloit avoir de vertu, de courage, de patience et d'amour du travail, pour vaincre tous ces obstacles (1). Cela les a fait juger que pour que l'aspirant à la maîtrise put convaincre qu'il étoit parvenu à cette fin, il étoit nécessaire de lui prescrire une semaine d'anatomie ; la durée des examens au moins de trois heures, et que le candidat fit la démonstration des pièces anatomiques, que chaque jour il falloit qu'il préparât lui même.

L'article VIII de l'arrêté, porte que pour l'anatomie, l'élève se rendra à l'école pour faire sur le cadavre, une préparation anatomique, qui lui sera désignée, et qu'il exécutera.

On ne dit pas s'il doit en faire la démonstration ; pour moi, je la crois impossible, si l'examen est ouvert pour plusieurs candidats à la fois : car les deux heures suffiront à peine aux examinateurs, qui, pour s'assurer si la préparation est bien ou mal faite, doivent examiner chaque partie disséquée suivant sa position, ses attaches et connections. Après s'en être convaincu, ce qui restera de temps, doit se passer en complimens ; les reproches ne peuvent avoir lieu, en supposant que la fa-

(1) Le Cit. *Corvisart*, aujourd'hui médecin du Gouvernement, a été la victime de ce grand zèle, en disséquant un cadavre sans doute infecté, il s'est blessé à l'avant bras, il en est résulté de très-graves accidens, qui ont suscités des opérations dont je l'ai guéri. Il est plus en état que tout autre, de dire, si ce que je viens d'avancer sur la difficulté d'apprendre l'anatomie chirurgicale est vrai, et si dans un examen fait pour plusieurs personnes à la fois, on peut s'assurer s'ils la savent. Je ne doute pas que si l'école l'eût consulté pour la confection du règlement, la chirurgie auroit été bien mieux traitée.

veur, ou mieux encore, qu'un protecteur intéressé ait droit d'être caché derrière le rideau.

Dans la séance qui suivra, il répondra à des questions anatomiques et physiologiques qui lui seront faites ; il démontrera sur le squelette, les parties d'ostéologie qui lui seront désignées.

La physiologie est une science dont le médecin ne peut se passer ; c'est par elle qu'il peut faire briller son érudition, et faire voir qu'il est philosophe : autrefois elle faisoit partie des examens chirurgicaux ; on s'en servoit en anatomie, parce que la description minutieuse, sèche et aride des parties, déterminoit naturellement à chercher quelques délassemens à la contention d'esprit qu'elle exigeoit. La chirurgie en avoit fait la matière d'un examen particulier, où pour la plupart du temps, il ne se trouvoit que les examinateurs et le candidat, tant la chirurgie redoute les systèmes.

La démonstration sur le squelette des parties d'ostéologie désignées faites dans un examen ouvert à plusieurs à la fois, ne servira pas à faire connoître la science nécessaire à un chirurgien ; car outre la semaine d'anatomie et les deux examens de physiologie, il y en avoit encore deux sur l'ostéologie sèche et fraîche, et le candidat étoit obligé de préparer celle-ci. Tous les examens, comme je l'ai déjà dit, avoient été établis par nos anciens, qui en avoient reconnu la nécessité, et dont le jugement valoit bien celui d'aujourd'hui.

Je pose donc en fait, que le second examen où l'on parlera d'anatomie et de physiologie, sera insignifiant, si l'on s'avise de demander à chaque candidat qu'il fasse la démonstration des parties fraîches d'une articulation ; le temps seroit trop court, et les examinateurs n'en apprendroient jamais assez, pour qu'en conscience et en vérité, ils pussent juger du savoir du candidat, et oser mettre dans le diplôme : *le premier sur l'anatomie et la physiologie, en deux séances, le citoyen ayant fait preuve d'un savoir aussi solide qu'étendu, nous le déclarons pourvu des connoissances exigibles, propres à faire en anatomiste éclairé, les grandes opérations avec toute la certitude de les bien exécuter, sans crainte qu'il ne coupe une partie pour l'autre.*

Le deuxième sur la pathologie et la nosologie. L'article XII de l'arrêté, porte que l'examen de pathologie, tant interne qu'externe, sera fait en latin, et qu'il aura lieu en une seule séance.

La connoissance de la pathologie médicale et de la nosologie, convient au médecin, qui, s'il ne sait pas guérir le malade, doit au moins connoître la maladie, lui donner le nom convenable, et en parler d'un ton assez persuasif, pour gagner la confiance du public. Les réponses faites en latin prouveroient une bien grande mémoire, une belle érudition de la part de celui qui se destine à l'exercice de la médecine, si les deux examens n'étoient pas ouverts pour plusieurs, et s'ils duroient les trois heures. Mais si par malheur la séance servoit à plusieurs à la fois, et qu'elle ne durât que deux heures, il faudroit que nos professeurs examinateurs fussent bien perspicaces, fussent bien habitués à entendre et à parler latin, qu'ils donnassent une grande attention, pour pouvoir dans une telle confusion de langues et de choses, juger que les candidats connoissent assez les deux pathologies et leur nosologie, pour oser dire dans le diplôme : *Le candidat ayant fait preuve d'un savoir aussi solide qu'étendu, nous déclarons qu'il est en état de guérir méthodiquement toutes les maladies, tant internes qu'externes, qui lui seront confiées.*

La pathologie interne, à cause de ses systèmes, ainsi que la nosologie, qui n'est pas du goût de tous les professeurs, et dont le public commence à se plaindre fort, doivent embarrasser beaucoup l'étudiant en chirurgie, et lui faire perdre un temps bien précieux s'il s'en occupe, et dont il a grand besoin pour étudier la pathologie chirurgicale. L'école auroit du dire, comme elle le fait pour le cinquième examen, le deuxième sera sur la pathologie interne ou externe, suivant le titre de docteur en médecine ou en chirurgie, que l'aspirant voudra acquérir, (abstraction faite du latin pour le soulagement de tous) du moins elle auroit prouvé par là, qu'elle pense un peu à la chirurgie; elle auroit de beaucoup allégé la mémoire de ses pauvres étudians, qui ne prendroient d'alimens scientifiques, que ceux qui conviennent à leur constitution; elle leur auroit évité de ces indigestions, dont malheureusement en chirurgie, on se ressent toute la vie.

Au collége de chirurgie, il y avoit deux examens sur la pathologie, chacun d'eux duroit trois heures, pour un seul candidat à la fois. Dix à douze maîtres d'une classe tirés au sort, interrogeoient le candidat, ils devenoient ses juges. Par ce scrupule, par cette sage précaution dans les deux examens, on étoit assuré que celui qui auroit pu y répondre, étoit capable.

Le troisième, sur la matière médicale, la chimie, la pharmacie; dans cet examen, le candidat fera la démonstration des substances médicamenteuses, sur lesquelles il sera interrogé.

Ces trois parties nécessaires à l'art de guérir, ne peuvent se passer l'une de l'autre; elles se doivent des secours réciproques, elles traitent d'un grand nombre de substances, dont elles ont fait l'analise, et qui par leur mélange, produisent des corps d'une autre nature, utiles ou nuisibles. Leurs résultats sont si multipliés, qu'il est impossible de croire qu'en un seul examen ouvert à plusieurs, on puisse s'assurer si l'élève en connoît tout l'art. En n'établissant qu'un seul examen, que l'on regardera toujours comme trop superficiel à l'égard d'objets d'une aussi grande étendue, et d'une aussi grande importance, il falloit donc que la médecine, qui ne pense qu'à elle, fut bien persuadée que ses élèves n'avoient pas besoin d'être des pharmaciens, qu'il suffisoit qu'ils connussent le petit nombre de médicamens nécessaires dans la pratique médicale ; que la manière de les préparer ne les regardoit pas, qu'elle appartenoit à une science de tout temps séparée d'elle, la pharmacie : aussi la voit-on toutes les fois qu'elle en a besoin, implorer les secours de ces savans (1).

C'est à un d'eux, c'est au citoyen *Parmentier*, distingué par ses innombrables travaux, que nous sommes redevables d'une Pharmacopée à l'usage des hospices civils, etc. que l'école de médecine, ainsi que les médecins et chirurgiens, chefs de ces hospices, ont reçue avec reconnoissance, et adoptée à l'unanimité. Ce savant y a réuni tout ce que l'art médico-pharmaceutique a de plus précieux. On doit regarder son ouvrage comme la source la plus pure qui soit encore sortie de la pharmacie, où les médecins, chirurgiens de ville et de village, trouveront les formules les plus salubres, les plus recommandables.

La chirurgie, dont les fonctions ont toujours été de secourir à la ville comme à la campagne, la population la plus nombreuse de l'état, ayant besoin d'une étude plus détaillée sur la manière de préparer les médicamens, en conseilloit l'étude à ses élèves, et aussitôt qu'il lui a été possible, elle en a fait le sujet d'un cours qui s'exécute encore aux écoles, et qui est savamment fait aujourd'hui par le citoyen *Deyeux*, célèbre pharmacien. Ce cours est d'autant plus nécessaire aux chirurgiens, que tous les jours ils sont obligés d'enseigner à l'artisan, la manière de préparer les médicamens qu'ils lui prescrivent, parce que celui-ci n'a pas le moyen d'avoir une garde qui les fasse, encore moins

---

(1) Je peux hardiment dire ici, que si la médecine brille aujourd'hui, c'est qu'elle à mis dans son domaine, la chirurgie et la pharmacie, en détruisant l'association de l'une et de l'autre : autrement elle seroit encore dans l'ombre.

de s'adresser aux apothicaires ; à la campagne, c'est le chirurgien lui-même qui les prépare et les administre.

Pour s'assurer si le chirurgien étoit capable de remplir cette louable fonction, la chirurgie avoit établi deux examens de trois heures chaque, pour un seul à la fois ; le premier, sur les médicamens simples et les plantes, le deuxième sur les composés ; dans l'un et l'autre, il étoit obligé de faire la démonstration, et de parler de leurs différentes préparations relativement à la chirurgie médicale.

Je suis le premier qui me sois avisé d'y joindre des questions de chimie pratique ; dans ce temps, je ne me serois jamais attendu que je verrois revenir le siècle de *Paracelse*, où les chimistes vouloient expliquer tous les phénomènes inexplicables de nos fonctions, en nous promettant pour l'entretien de chacune d'elles, un spécifique qu'ils appeloient médecine universelle, *Lilium*, qu'ils prétendoient avoir obtenu de différentes combinaisons chimiques. Aujourd'hui, c'est la chimie pneumatique qui veut faire ces miracles ; on sait combien en auroit fourni l'*oxigène*, si on l'eut laissé faire ; mais il étoit d'une si foible constitution, que les grandes vertus qu'on lui attribuoit ne se sont point réalisées : dès sa naissance on l'a vu ayant déjà tous les symptômes de la décrépitude ; et tout le monde convient aujourd'hui, que cette nouvelle théorie chimique n'est qu'une pure hypothèse qui n'a plus d'autre mérite que celui d'avoir été conçue par les hommes les plus célébrés de ce siècle. Cependant, malgré cette caducité pneumatique, je pense que l'élève qui aspire au doctorat médical, doit exclusivement s'occuper de la chimie, qui est une science qui peut beaucoup concourir à faire des médecins philosophes ; mais, un examen de plusieurs à la fois, ne suffit pas pour une aussi vaste matière.

On ne voit pas encore à quoi la chimie peut servir au chirurgien, et pourquoi l'école de médecine s'opiniâtre à forcer l'étudiant en chirurgie à s'en remplir la tête ; n'a-t-il pas des objets bien plus essentiels à y mettre ?

La

La pharmacie, comme je viens de le faire sentir, est plus utile au chirurgien qu'au médecin. En effet, à quoi peut servir son étude à celui-ci? Où il y a des apothicaires, il ne peut avoir occasion de s'en servir; le temps qu'il aura employé à l'apprendre, sera donc un temps perdu : car cette science qui est toute manipulation, doit aisément s'oublier faute d'exercice.

Le quatrième Examen roule sur l'hygienne et la médecine légale.

On pourroit faire des reproches à l'école, parce qu'elle ne traite pas l'hygienne avec assez d'importance; la médecine légale mériteroit aussi plus d'attention de sa part. L'hygienne est l'art, non seulement d'entretenir la santé, de prévenir la maladie, de faire vivre long-temps, sans éprouver aucune des vicissitudes de la vieillesse, mais encore de rendre la santé, quand elle est perdue; c'est par l'emploi méthodique des six choses non naturelles, que l'on peut obtenir de si grands avantages. Elle seule, ou la diète, (car ces deux mots sont synonymes) renferment toute la science qui fait le vrai médecin. L'étudiant ne peut obtenir un droit légitime au titre de docteur, qu'autant qu'il la possédera *ad unguem*; la chirurgie sans s'en faire une occupation qui lui fasse négliger des choses plus importantes, doit aussi en connoître.

Pour assurer le public que le candidat la sait, un demi examen ne suffit pas; les différens objets dont l'hygienne traite, en demanderoient davantage. Le livre d'*Hippocrate*, *De aëre, aquis et locis*, ce chef-d'œuvre de l'hygienne publique et philosophique, contient une politique et une morale si pure et si belle, que depuis lui, on n'a rien fait qui le surpasse : l'hygienne mériteroit à elle seule plus d'un examen; on pourroit en dire autant des *Epidémies* de cet homme célèbre, elles sont un vrai modèle de méthode.

Les alimens, comme moyens d'entretenir la santé et de la rétablir; le travail, le repos, le sommeil, la veille, les évacutions retenues ou évacuées et les passions de l'âme, fourniroient aisément de quoi *utiliser* plusieurs séances examinatrices, sans lesquelles l'école ne peut répondre du talent de ses élèves : mais ces différens objets qui font toute la science spéciale du médecin, qui, nosologiquement parlant et à juste titre, devroit porter le nom de *diététiste*, ne suffisent pas à la chirurgie ; elle a sa science particulière, dont les écoles parlent à peine, la *thérapeutique chirurgicale* qui non seulement traite des six choses non naturelles, savoir : du régime, de la diète, mais encore des médicamens, des opérations. Cette admirable partie de l'art de guérir, a des moyens bien plus surs que n'a la médecine : les médicamens en ses mains, sont des spécifiques ; elle les applique immédiatement, et avec toute leur vertu, sur la partie malade, tandis que les mêmes pris intérieurement dans la même intention, ne parviennent au mal qu'en passant par l'estomac, qui en change la nature et en détruit la vertu. A cette thérapeutique chirurgicale, appartiennent les opérations dont les écoles de médecine ne parlent que très-superficiellement dans l'examen de clinique externe, tandis qu'en chirurgie, on passoit une semaine entière à examiner sur chacune d'elles, et à les faire exécuter toutes.

Un demi examen ne suffit pas pour connoître le savoir d'un candidat sur une matière aussi importante que la médecine légale, et qui peut tant honorer le médecin. Elle demande que celui qui est appelé par le magistrat pour constater les causes et les effets d'une mort violente, soit parfaitement instruit, et qu'en outre il possède un jugement sain, un esprit assez pénétrant pour saisir jusqu'aux moindres circonstances, qui souvent présentent des obstacles difficiles à vaincre, pour en découvrir la vraie cause. La vie d'un accusé peut dépendre de ce manque de jugement, qui peut être un effet d'ignorance ; aussi, le médecin instruit sur cette matière, devient-il le protecteur de l'innocence, aussi sa prudente décision met-elle le calme dans des familles, dont il devient l'idole.

L'école de médecine, qui devoit sentir combien il lui seroit glorieux de montrer des candidats instruits dans cette brillante carrière, auroit dû chercher à en multiplier les examens, en les rendant publics. Elle y auroit attiré des personnes de toutes les classes, qui auroient été fort aises de trouver cette occasion de s'instruire sur ces objets contentieux difficiles à saisir, et sur lesquelles elles peuvent, d'un moment à l'autre, avoir à prononcer.

L'intention de *Louis* étoit de faire des thèses sur ces différens objets, et d'annoncer au public par les journaux, le jour qu'elles seroient soutenues; il prétendoit les rendre assez intéressantes et propres à attirer tous les membres de la magistrature.

Les poisons, dont le nombre épouvante, auroient fait le sujet de plusieurs examens; les différentes espèces de suffocations relativement à leurs causes, présentent encore différens cas à examiner, qui sont de la plus grande importance, (la malheureuse affaire des *Calas*, en devient une bien grande preuve.) Que de difficultés à vaincre ne présentent pas les morts causées par plaies faites par armes blanches ou à feu, et pour exemple, une personne morte d'un coup d'épée dans la poitrine.

La vindicte publique veut savoir, si cette personne s'est portée le coup, si elle l'a reçu à son corps défendant, où s'il est l'effet d'une trahison. Voilà des questions qui demandent des réponses, où il faut faire preuve de savoir, d'un jugement sain et d'un esprit pénétrant; car pour savamment satisfaire à toutes ces questions, il faut faire parler l'anatomie fastidieuse de *Winslow*, exposer la situation, la connection, les différens rapports de la partie avant qu'elle fut blessée; il est nécessaire de faire connoître quels sont les moyens que l'on a employés pour sonder la plaie, les différentes attitudes qu'il a fallu donner au blessé, pour en reconnoître la direction et la vraie route.

Si on est obligé de disséquer la partie, il faut dire encore et expliquer, comment on a pu suivre la trace de la blessure ; et ce n'est qu'en rappelant le jeu de ces différentes parties, qu'on peut se convaincre, et convaincre les autres, si, lorsque le coup a été porté, le blessé étoit dans la posture d'un homme qui se défend. Ce cas suffit pour faire voir qu'en un demi examen, on ne peut qu'effleurer encore bien légèrement cette question ; or, pourra-t-on mettre dans le diplôme, sur le quatrième examen sur l'hygienne, la médecine légale, *le citoyen ayanc fait preuve en moins d'une demie heure*, etc. *Quid indè !*

L'école de chirurgie n'a jamais perdu de vue cette intéressante partie de l'art de guérir, parce qu'elle en connoissoit toute l'importance, elle ne laissoit échapper aucune occasion d'en parler ; les examens sur les médicamens, tant simples que composés, lui en fournissoient beaucoup. Elle en trouvoit encore dans ceux sur la pathologie, quand il s'agissoit des plaies de la tête, de la poitrine, du bas-ventre : outre cela, après la thèse, on étoit dans l'usage d'obliger le candidat à faire un rapport sur une matière légale quelconque, il occupoit au moins la demie heure, et il seroit à souhaiter comme je l'ai dit ailleurs, que ces rapports eussent été conservés, ils fourniroient aujourd'hui matière à un excellent ouvrage pratique, qui manque à l'art de guérir.

Le cinquième sur la clinique interne ou externe, selon le titre de docteur en médecine, ou de docteur en chirurgie que l'aspirant voudra acquérir, il sera fait en deux séances, et en latin.

Voilà le seul examen où l'on voit que l'école semble vouloir s'occuper de la chirurgie, mais je ferai bientôt connoître des raisons qui empêcheront les candidats d'en parler.

Quoique l'école annonce partout des cours et des examens de clinique, tant interne qu'externe ; il est sûr qu'ils ne se font pas aux deux hôpitaux désignés, suivant le mot technique, *Clinique*, qui veut dire au lit du malade. La visite des médecins et chirurgiens chefs, ne présente rien d'extraordinaire ; mais depuis que le mot clinique est devenu à la mode, immédiatement après la visite on fait une leçon de pathologie, à laquelle le professeur ajoute quelques faits de pratique, et à laquelle n'assistent pas ordinairement, cinquante à soixante élèves.

Le cours et l'examen sur la clinique externe, sont impossibles, parce qu'on ne peut laisser long-temps à découvert une plaie, une tumeur phlegmoneuse, sans s'exposer à voir la maladie s'aggraver ; mais on y suppléera quand on le voudra, par les pièces en cire, dont j'ai parlé ailleurs.

Le cours sur la clinique interne, présenteroit de grandes difficultés, en ce qu'il tourmenteroit trop les malades ; mais l'examen peut se faire sans crainte d'en éprouver aucune comme ci-après ; j'ai même peine à concevoir pourquoi il ne se fait pas.

Les grands hôpitaux des villes, où sont situées les écoles spéciales, en fourniroient les moyens ; chaque espèce de maladie a sa salle particulière ; dans celle des fiévreux, par exemple, en conduisant l'élève de lit en lit, sous la forme de visite, on y trouveroit de quoi lui faire assez de questions pour s'assurer s'il connoît bien cette maladie. On pourroit en faire autant pour les autres espèces de maladies, et en lui faisant ainsi parcourir toutes les salles, toujours en questionnant, on sera bientôt convaincu s'il en sait assez pour qu'on puisse lui confier le soin des malades ; ce moyen simple, sans lequel la médecine ne peut pas en conscience et en vérité, annoncer qu'elle fait des examens de clinique, ne présente de difficulté, qu'en ce que cette visite dans les hôpitaux devra se faire autant de fois qu'il se présentera d'aspirans. La mention d'un examen fait de cette manière, qui seroit insérée dans le diplôme, feroit grand honneur à l'école qui l'auroit donné, et à l'élève qui l'auroit mérité.

Pour le bien de l'humanité, je vais me résumer, en

disant que si on parvient à faire la clinique externe sur des pièces en cire, qui représentent toutes les maladies à leurs différentes époques, et l'interne en conduisant l'élève aux lits des malades, le gouvernement se convaincra aisément que bientôt il verra la France remplie de docteurs capables.

On ne voit pas que les cinq examens présentent assez d'occasions de parler de la chirurgie, pour que les professeurs examinateurs osent déclarer, à la face du gouvernement, que l'élève qui les aura subis est en état d'exercer l'art, et relativement à ceux qui se destinent à la chirurgie, l'école agira contre sa conscience, toutes les fois qu'elle délivrera un diplôme ; à quoi ne vont pas l'exposer les certificats de capacité qu'elle délivre depuis quelque temps, pour trois pitoyables examens.

Les examens seront publics, deux d'entr'eux seront nécessairement soutenus en latin.

La médecine peut rendre ses écoles les plus philosophiquement organisées et les plus florissantes qu'on en ait encore vu. Son mode d'éducation prêtera beaucoup à ce succès, et le nouveau projet sur son exercice en fera le complément. Mais il convient qu'elle abandonne la chirurgie, qui n'est pas assez philosophique, ni disposé aux systèmes, pour la seconder : car ce seroit toujours un objet de division. Il faut enfin, que dans les six écoles spéciales, on ne parle qu'en latin ; car on sait que le latin a toujours été la langue mère, dont on s'est servi partout pour former la bonne éducation. L'étranger qui veut voyager, l'apprend de préférence.

L'école de médecine étant devenue le centre où vont s'enseigner toutes les sciences, tant célestes que terrestres, ne peut soutenir cette réputation, qu'autant que tout chez elle, parlera purement le latin, et que cette langue y fera des échos qui le répéteront. Il est donc vrai de dire, que tous les professeurs chargés d'enseigner ces hautes sciences, doivent savoir écrire le latin, s'il se peut, dans la pureté de *Celse*, et le parler d'après de bonnes études. Avec les lois suivantes, on y parviendra sans doute.

1°. A commencer du premier vendémiaire an 12, tout professeur maintenant en exercice, quittera ses fonctions, qu'il ne pourra reprendre, que quand il aura prouvé par trois examens subis en latin, qu'il peut en parler pertinemment.

2°. Chaque professeur réintégré ou admis, sera tenu de faire ses leçons en latin.

3°. Tous les ouvrages français sur la médecine, seront traduits en latin.

4°. Nul auteur ne pourra dorénavant écrire sur la médecine, que ce ne soit en latin, ou par tolérance, les ouvrages élémentaires en latin d'un côté, la traduction française de l'autre.

5°. Il est de la plus grande justice, et de toute équité, que les examens continuent à être faits en français, jusqu'en l'an 14.

Prouvons l'utilité de ces cinq articles.

Je viens de dire que la langue latine étoit le passe-partout de celui qui la sait. Pendant la paix on a vu arriver en France, surtout à Paris, des étrangers de toutes les nations, les uns par curiosité, d'autres pour leur instruction, et tous pour satisfaire aux objets qui les attiroient, n'avoient d'autres ressources pour se faire entendre, que dans la langue latine. On en a vu plusieurs aller aux écoles, à dessein d'y prendre des renseignemens, s'adresser aux professeurs, et leur faire leur demande en latin; les professeurs disoient qu'ils ne pouvoient y répondre à cause de l'accent: on a vu ces mêmes étrangers étonnés, demander papier, plumes et encre, pour écrire la demande sans accens, et les professeurs refuser d'y répondre, en alléguant que des affaires urgentes les appeloient ailleurs.

Ces étrangers, toujours surpris, de retour dans leur patrie, diront peut-être, à qui voudra l'entendre, qu'ils ont trouvé dans la première école de l'Europe, des hommes occupans les premières places pour l'éducation médicale, qui ne connoissoient pas l'idiôme familier aux philosophes, aux savans, aux lettrés, c'est-à-dire le latin.

Or, si les examens en latin ont lieu, quand ils sauront que ces illétrés professeurs sont conservés dans leurs places, auront-ils assez de confiance en eux pour y envoyer des élèves.

Il est donc d'une nécessité absolue et urgente pour la gloire de l'école, qu'à commencer du 1 vendémaire an 12, il n'y ait plus chez elle que des professeurs, qui auroient prouvé par trois examens publics et faits en latin sur les objets qu'ils enseignoient ou qu'ils se proposent d'enseigner, qu'ils sont en état de parler et d'écrire purement le latin.

2°. Chaque professeur réintégré ou admis, sera tenu de faire ses leçons en latin.

Pour qu'un étudiant soit en état de bien parler cette langue, il faut que ceux qui sont chargés de l'instruire, l'en entretiennent continuellement; sans cela comment se pourroit-il qu'une langue morte pour lui, pendant ses quatre années d'étude, lui restât encore assez familière, pour qu'il y répondît. Il seroit donc forcé de se remettre à faire des thèmes. Les professeurs de philosophie ont toujours prouvé, par leur conduite, la nécessité du latin. Chez eux on en parloit toujours, parce qu'on savoit que l'étudiant en avoit besoin, pour obtenir des grades.

3°. Tous les ouvrages en françois, seront traduits en latin.

C'est encore un moyen puissant pour familiariser les étudians à le bien parler, il est sûr que plus on en multipliera l'usage, plus on sera certain d'avoir des médecins-philosophes grands latinistes. C'est peut-être le plus grand mal, qui soit arrivé à la médecine, que d'avoir permis que ses enfans écrivissent en langue vulgaire. Elle a mis tout le monde à la portée d'en connoître tous les mystères, et c'est peut-être là une des principales causes des sarcasmes, que de tout temps et de toute part, on a lancé contre elle.

4°. Par tolérance, les ouvrages élémentaires en latin d'un côté, la traduction françoise de l'autre

On sait par expérience que tous les jeunes gens du même âge et d'une même classe, n'ont pas la même aptitude, que les uns apprennent aisément et sans se gêner, tandis que d'autres travaillent long-temps et n'apprennent qu'avec peine. C'est pour ceux-là que la traduction sera faite; on a des preuves que ce moyen a réussi à beaucoup de jeunes gens, et qu'il les a familiarisés avec le latin.

Je voudrois donc qu'il fût expressément défendu de mettre en françois, aucun des ouvrages qui traiteroient de la thérapeutique médicale. Il seroit prudent que nos docteurs convinssent entr'eux d'une manière de se communiquer leurs spécifiques, qui ne fût connu que d'eux; en suivant ce conseil, ils n'innoveroient en rien, ils ne feroient qu'imiter les anciens docteurs Egyptiens, qui les inscrivoient en caractères hiérogliphiques sur les murs des temples; il n'y avoit que les dieux et eux qui y connussent; mais ils étoient assurés que les dieux garderoient le secret, aussi l'ont-ils fait jusqu'aujourd'hui.

5°. Il est de toute équité, que les examens continuent à être faits en français, jusqu'au premier vendémiaire de l'an 14.

La médecine ne se fut pas plutôt emparée du collége de chirurgie qu'elle se constitua Ecole enseignante toutes les parties directes et indirectes de l'art de guérir; elle fit répandre le bruit qu'elle avoit le pouvoir de faire les plus grands docteurs en médecine, sans qu'ils sussent le latin ; elle en donna la plus grande preuve, en laissant prendre indistinctement des inscriptions à toutes les personnes qui se présentoient, sans exiger comme elle le faisoit à ses anciennes écoles, qu'elles exhibassent des lettres de Maître-ès-arts. Dans cette confiance, un grand nombre de jeunes gens qui n'auroient pas pensé à se faire médecin, ont été attirés par ces promesses, ont pris des inscriptions, et sont réellement devenus des médecins malgré eux. Les uns, après quatre années d'étude, quoiqu'ils ne se doutassent pas du latin, ont présenté requête, ont subi les trois examens ouverts à plusieurs, et ont obtenu le certificat de capacité (quoique dans toute leur licence ils n'aient pas été trois heures assis sur les bancs) ils en ont reçu le droit de l'échanger bientôt pour un diplôme, soit de docteur en médecine ou en chirurgie, sans autre formalité, que celle de payer la moitié des frais de réception. (1) Parmi ces illétrés, on peut en citer qui sont devenus des professeurs aux écoles spéciales.

D'autres ayant appris qu'il alloit bientôt paroître un Règlement prescrivant six examens au lieu de trois, dont deux en latin, et la moitié plus de frais, se sont empressés de présenter requête, pour éviter toute augmentation de dépense et d'embarras. L'affluence fut grande, et pendant long-temps les portes des écoles en ont été obstruées. Dans cette appréhension, les professeurs ont admis tous ceux qui se sont présentés, ayant leur quatre années d'étude ; et pour en expédier davantage, ils en admettent deux, trois à la fois au même examen, qui dure deux heures au plus.

---

(1) Il faut montrer ici, quel cas on fait de ce certificat de capacité, et à combien peu de choses tient le titre de docteur. L'école a rendu public cet avis, qui date du 12 thermidor. *Les élèves qui ont précédemment reçu le certificat de capacité dans l'une des trois écoles spéciales établies par la loi du 14 frimaire an 3, doivent dès à présent en faire l'échange contre le diplôme de docteur, si non ils demeurent dans la classe des officiers de santé, et ce n'est qu'à ce titre, que leur certificat peut être reçu et enregistré*

Il n'y a que ceux qui ont trop tardé à présenter requête, ou qui n'ont pas tout-à-fait leur quatre années d'étude, qui seront forcés d'attendre la nouvelle loi. Cependant cette loi ne devroit pas avoir d'effet rétroactif, ni atteindre ceux qui, précédemment, ont passé un temps précieux pour apprendre la médecine. Est-il juste qu'une partie de ces élèves, quoiqu'illétrée, ait obtenue et obtienne encore aujourd'hui le titre de docteur, tandis que l'autre, ayant parcourue la même carrière, à quelques mois de différence près, se trouvera forcée de renoncer à ce titre qu'elle mérite autant. Ils ont tous cru sur la parole des écoles, ils ont tous dépensé leur temps, leur argent dans l'espérance qu'ils en retireroient même honneur, même profit; on ne peut donc reprocher à ceux qui sont forcés d'attendre la nouvelle loi, que d'avoir été trop confians; seroit-il juste de les en punir? N'est-ce pas la médecine qui a fait le mal? C'est à elle à le réparer.

Remarquons encore ici toute la grandeur de l'injustice que l'école commettroit, si elle ne recevoit pas tous ceux qui ont eu confiance en sa parole. La plupart de ses élèves ne savent pas le latin, parce que dès le commencement de la révolution, tous les colléges ont été abolis, et que pendant long-temps ils se seroient exposés aux plus grands dangers, si on les eût trouvés tenans en main un livre latin; on n'y vouloit que du pain et du fer.

Il fut un temps où cette jeunesse fut forcée d'aller parcourir les provinces, pour chercher la subsistance qui nous a empêché de mourir de faim : ensuite pour la défense de la Patrie, ne l'a-t-on pas vue voler aux armées avec un zèle, une ardeur qui fait encore aujourd'hui notre admiration! Hé bien, la médecine peut-elle refuser de prendre en considération tant de sacrifices? Peut-elle après quatre années d'étude et de travail, après toutes les dépenses qu'elles ont suscitées, abandonner d'aussi précieux enfans, se refuser à demander pour eux l'abrogation d'une loi, dont l'exécution feroit tant de malheureux, etc.? J'ai la confiance que sans autre délai, elle obtiendra que, jusqu'à l'an 14, il n'y ait d'examens en latin, que ceux qui seroient demandés par les élèves.

Mais six examens ne sont pas suffisans pour la chirurgie. Il est nécessaire que les aspirans donnent des preuves de savoir dans toutes les parties de cet art, surtout dans celles qui ont pour but la curation des maladies; pour cela il faut indispensablement rétablir tous les examens d'autrefois, et prescrire qu'ils se fassent avec une grande rigueur. Car ceux qui ont été reçus, comme ceux à qui on donne encore aujourd'hui des certificats de capacité pour trois examens, ne peuvent s'empêcher de convenir qu'ils n'ont pas donné assez de preuves pour mériter ces certificats, et pour que le public y croie. Ils s'attendent à être rappelés, pour subir des examens en françois, examens en assez grand nombre et propres à ne plus faire douter de leur savoir, de sorte enfin que l'école puisse présenter avec certitude au public son diplôme, par lequel elle déclarera le citoyen pourvu des connoissances exigibles dans l'exercice de la chirurgie.

On sait que parmi les possesseurs de certificats, il y en a de lettrés, qui auroient désiré qu'il leur fut permis de prouver qu'ils le sont et dans les examens, et dans la thèse. S'ils se montrent, ils méritent qu'on fasse d'eux une mention honorable, en les désignant sous le titre de docteurs-philosophes. Autrefois, il y avoit deux espèces de docteurs en médecine; les uns étoient désignés sous le simple titre de docteurs, les autres avoient celui de docteurs-régens; aujourd'hui, en rendant justice au mérite, nous aurons encore deux espèces de docteurs, des docteurs, etc., et des docteurs-philosophes.

Après les cinq examens, l'aspirant sera tenu de soutenir une thèse qu'il aura écrite en latin ou en français.

Depuis que les quatre facultés réunies ont formé l'université, les thèses ont été écrites et soutenues en latin. Elles étoient regardées presque comme des actes héroïques, comme une entrée triomphante dans chacune d'elles. L'aspirant les dédioit toujours à des parens les plus proches, ou à des protecteurs, et il avoit grand soin d'y faire graver l'image du patron. On a vu de ces parens ou de ces protecteurs, se faire un devoir, tirer gloire d'y ergoter. Flattés de montrer au public, qu'ils avoient des enfans qui cultivoient les hautes sciences, les parens avoient grand soin d'emporter chez eux de ces thèses, qu'ils plaçoient dans les lieux les plus apparens de leur appartement. L'aspirant à la chirurgie, où la langue latine ne faisoit que poindre, étoit animé de ce même feu; comme eux, il tenoit à honneur d'écrire sa thèse en latin, et de montrer au public qu'il le savoit parler.

Voilà l'idée qu'il faut avoir de cet acte solennel. Or quel est l'aspirant au doctorat, qui voudra ne point suivre cet exemple, et passer son temps à travailler une thèse en françois et à la faire imprimer, s'il est capable de la faire en latin? Ne doit-il pas craindre que cet ouvrage devenu durable par sa publicité, ne lui fasse grand tort, en montrant à la postérité qu'il est de la classe de ces illétrés, qui ont reçu le bonnet de docteur qu'ils ne méritoient pas?

En outre, l'idée seule d'écrire et de soutenir une thèse en françois devroit le faire trembler. Il sait que le public, ce grand juge, ce juge inexorable ne fait aucun cas des thèses écrites en françois, tandis qu'il ne tarit pas en éloges sur ceux qui les soutiennent en latin. S'il s'avisoit donc d'aller prendre résidence dans une petite ville de province, où tout le monde veut se connoître; à quoi ne doit-il pas s'attendre? C'est à qui voudra voir sa thèse : elle deviendra la pomme de discorde qu'il aura jeté lui-même entre lui, les anciens docteurs, les chirurgiens, même tous les hommes lettrés de l'endroit. Il ne peut empêcher qu'on ne dise : sa thèse écrite en françois prouve qu'on lui a fait grâce des examens latins, et qu'il ne connoît pas cette langue;

Donc ce n'est point là le docteur qu'il nous faut; il sera obligé de faire assaut de latinité avec toutes ces personnes qui, à chaque instant lui décocheront des traits de latinité auxquels il ne s'attendra pas. Puis si les femmes s'en mêlent, que deviendra le docteur? il sera forcé d'avouer qu'il ne sait pas le latin, d'aller s'établir ailleurs, où il se trouvera peut-être encore exposé aux mêmes désagrémens. Il est donc de la gloire de la médecine de faire en sorte qu'en l'an 14, toutes les thèses puissent être écrites et soutenues en latin.

Les médecins et chirurgiens, qui ayant étudié avant la suppression des universités, facultés et colléges de médecine et de chirurgie, et n'ayant pas pu subir d'examens par l'effet de cette suppression, voudroient acquérir le titre de docteur, se présenteront à l'une des écoles de médecine, avec leurs certificats d'étude; ils y seront examinés pour recevoir le diplôme, et ils ne seront tenus d'acquitter que le tiers des frais d'examen et de réception.

De telle manière que l'on envisage cet article, on ne conçoit pas comment on pourra le mettre à exécution. Ces médecins, ces chirurgiens seront-ils assez instruits pour répondre dans ces six examens aux questions qu'on leur fera sur des objets qui autrefois ne servoient pas à faire leur éducation? Connoîtront-ils l'anatomie phisiologique des systèmes? Qui leur aura appris la nouvelle nosologie? Quelle inquiétude ne montreront-ils pas, quand on leur fera ces questions? Qu'entendez-vous par fièvre *ataxique*, *adinamique*, *méningo-gastrique*, *adénoméningée*, *angéioténique*, puis par *phlegmasie*, par *leucorée*, *ménorrhagie*, *blénorrhagie*, *hématémèse*, *aménorrhoé* et tant d'autres, etc.?

Que pourront-ils dire quand on les interrogera sur la chimie, la pharmacie, dont on parloit à peine aux écoles de médecine et de chirurgie avant la suppresion? S'ils se rappellent la signification du mot clinique, avant d'y répondre, ils réfléchiront long-temps, pour savoir où se faisoit ce cours, et pour comprendre comment peut se faire l'examen. Ils ajouteroient sans doute à leur réponse, qu'ils admirent la prévoyance de l'école, qui met un grand appareil dans tout ce qu'elle fait, et qui se sert de grands mots pour n'annoncer rien.

Quoique les médecins et chirurgiens soient établis et exercent l'art depuis plusieurs années, il n'est pas moins sûr qu'il faut que l'école les rappelle pour les interroger sur les objets qui leur auront été enseignés par les facultés et colléges de médecine et de chirurgie d'autrefois. La tranquillité publique le commande impérieusement. Il ne seroit pas juste de ne leur faire payer que le tiers des frais d'examen et de réception depuis qu'ils exercent, ils ont eu le temps de se faire une bonne clientelle, qui les met plus en état de payer 1000 et même le double, que ne peuvent payer 500 liv. des jeunes gens qui viennent d'épuiser la bourse de leurs parens pour frais d'étude et de réception : mettront-ils encore leur existence au hasard d'un établissement, dans un lieu où habite un de ces intrus qui les rendra incertains s'ils gagneront assez pour vivre honorablement ? Il faut donc que les médecins et chirurgiens qui occupent illégalement des places, et dont l'état est sûr, donnent non seulement des preuves propres à assurer qu'ils sont capables de continuer l'exercice de l'art, mais encore qu'ils paient au moins 2000 liv. l'honneur de devenir des docteurs.

Les médecins et chirurgiens non reçus, comme ceux de l'article précédent, mais qui ont été employés en chefs, ou comme officiers de santé de première classe, pendant deux années, dans les armées de terre ou de mer, se présenteront s'ils veulent obtenir le titre de docteur en médecine ou en chirurgie, avec leurs brevets ou commissions, certifiés par les ministres de la guerre ou de la marine, à l'une des écoles de médecine, où ils seront tenus de subir le dernier acte de réception seulement, ou de soutenir la thèse. Il leur sera délivré un diplôme; ils ne payeront que les frais, qui seront fixés pour la thèse.

Nulle considération ne doit forcer à donner le diplôme de docteur; c'est un titre qui n'est dû qu'à celui qui aura fait preuve qu'il est en état d'exercer les fonctions qui y sont attachées. La chirurgie militaire ou de la marine, n'est point celle qu'exerceront ceux que l'on appelle aujourd'hui pour leur donner ce titre. Quand ils auront subi ce dernier examen ou soutenu la thèse, quand ils auront donné pour dépense de cet examen, 120 livres, ils n'en seront pas plus savans. C'est la chirurgie des villes et des campagnes, qu'il faut qu'ils sachent et qui ne s'apprend pas aux armées; car si avant d'y aller, ils n'en ont pas fait une étude particulière, tel temps qu'ils y restent, il est certain qu'ils en reviendront, sans être plus instruits. Il faut donc que ces chirurgiens se déterminent à passer encore quelques années aux écoles, et à fréquenter les hôpitaux civils. Le bon sens, la raison, le désir de faire le bien, doivent les déterminer à prendre ce sage parti.

C'est la conduite que j'ai vu tenir autrefois à beaucoup de chirurgiens venants des armées. Les uns alloient aux Invalides, pour suivre les leçons d'anatomie et d'opérations de M. *Sabatier*. Ils montroient une si grande envie d'apprendre, ils y mettoient tant d'empressement, que souvent M. *Sabatier* leur donnoit des leçons particulières. D'autres, avec les mêmes intentions s'étoient répandus dans Paris, pour suivre les mêmes erremens. Dans chaque matinée, on les voyoit aller aux grands hôpitaux, et assister à la visite du chirurgien en chef. Il ne se faisoit pas une grande opération aux Invalides, qu'il n'y eut pour témoin, une douzaine au moins de ces zélés chirurgiens.

Beaucoup d'eux m'ont dit que la grande pratique des armées, dont l'idée seule en impose à tout le monde, ne leur en avoit pas assez appris, qu'ils se faisoient un devoir de dépenser l'argent qu'ils avoient économisés, à acquérir la science qui leur manquoit, et à se montrer capables dans les différens examens qu'ils auroient à subir, pour parvenir à la maîtrise; j'en citerois qui jouissent d'une grande considération, qu'ils ne doivent qu'à ce sage parti, qu'ils ont su prendre; leur conduite est le seul et bon exemple à suivre. Je me fais un devoir de le citer ici; car *Diplomatiser* sans exiger ces conditions, est une faveur de l'Ecole et un grand appât pour les chirurgiens, dont ne tarderont pas à se repentir et ceux qui l'ont accordé et ceux qui l'acceptent.

Je ne parlerai point ici des médecins; car je ne suis pas encore revenu de mon étonnement, d'apprendre que l'on a fait aux armées des médecins de toutes les classes. Quel rôle ont-ils pu y jouer? Quelles étoient les fonctions qu'ils pouvoient y remplir? En un mot, quelles connoissances ont-ils pu en rapporter!

Autrefois, il n'y avoit qu'un médecin chef de toutes les armées; les fonctions attachées à cette place honorifique, toute de faveur, mais inutile, ne consistoit qu'à y aller en poste pour inspecter les hôpitaux, voir si tout étoit en bon état. Depuis le directeur de l'hôpital, jusqu'au dernier infirmier, tout subissoit sa surveillance. Aussi, le docteur étoit-il assuré de trouver tous les lieux propres; salles, ustensiles de cuisine, du laboratoire de pharmacie, jusqu'aux instrumens des chirurgiens étoient tellement curés et polis, que le docteur auroit pu s'y mirer; l'office de ce docteur-inspecteur se bornoit là, et dès qu'il avoit tout vu, il s'en retournoit à Paris; en un mot, c'étoit le docteur du gouvernement.

On ne voyoit point dans ce temps, d'autres médecins aux armées. L'esprit des hommes étoit trop borné, pour qu'ils pensassent que les médecins y fussent nécessaires, et que les armées deviendroient une école pour eux; mais aujourd'hui le génie doctoral est devenu si pénétrant, qu'il a pensé qu'on ne pouvoit sauver le genre humain des grands dangers qui le menaçent, qu'en plaçant partout des médecins : aussi, trouve-t-on maintenant bon nombre d'apprentifs dans les hôpitaux civils, militaires et de marine. Cette multiplicité ne fait que jeter des nuages sur leur utilité, et sur les connoissances qu'ils y peuvent acquérir ; je ne connois pas encore d'élève externe en médecine, qui ait été assez constant pour suivre la visite du docteur médecin, plus de six mois, etc.

Ceux des élèves, qui ayant étudié dans les écoles de médecine instituées par la loi du 14 frimaire an 3, ont subi des examens, ont fait preuve de capacité dans les Ecoles, suivant les formes qui y ont été établies, se présenteront à celle de ces écoles, où ils auront été examinés, pour y recevoir le diplôme de docteur ; ils seront tenus d'acquitter la moitié des frais fixés pour les examens et la réception.

J'ai été long-temps persuadé que cet article de la loi disoit trop, pour en venir aux effets, et que l'on ne verroit jamais le gouvernement condescendre à ce que l'Ecole donnât le titre de docteur à ceux qu'elle recevoit sur trois minces examens pour plusieurs à la fois, et qui ne duroient guères plus de deux heures. Je trouvois cependant, que c'en étoit bien assez pour des docteurs médecins, mais je ne conçois pas comment l'Ecole peut faire à si peu de frais, des docteurs chirurgiens, qui seront tels que le désire le gouvernement. J'ai donné la torture à mon imagination, pour savoir à quoi cela aboutiroit. Je me suis adressé à plusieurs de ceux qui s'empressent d'obtenir le diplôme ; j'en ai consulté l'esprit. Ils m'ont fait entendre que parmi eux tous, il y en auroit peu qui prendroient le diplôme de chirurgien, qu'il n'y auroit que ceux qui occupent des places distinguées dans la hiérarchie chirurgicale, ou qui ont espoir d'en obtenir ; mais que tous les autres, dont le nombre monte déjà à près de quatre à cinq cents, demanderoient le diplôme de médecin (1).

Voici les raisons qu'ils allèguent : beaucoup veulent profiter de l'occasion qui fera époque dans l'histoire, de devenir des docteurs en médecine, quoiqu'ils ne sachent pas le latin ; en outre, tous trouvent que la médecine est un état bien plus tranquille, plus facile à exercer, moins exposé à la censure, conséquemment plus propre à s'attirer de la réputation ; qu'il est plus distingué dans la hiérarchie médicale, que les honoraires en sont plus considérables, et que la carrière qu'ils auront à parcourir sera plus brillante. Quand ils voyent de leurs compagnons d'étude désireux de se faire chirurgiens, ils les en détournent par toutes les raisons que je viens de rapporter, auxquelles ils ajoutent qu'ils auront la primauté sur eux, et qu'ils leur feront sentir la supériorité du titre, comme l'obéissance qui leur sera due.

Ces considérations sautent aux yeux. Personne ne peut les révoquer en doute. Elles séduiront tous les étudians des écoles, et bientôt on ne verra plus que des médecins qui se répandront partout avec profusion ; et telle chose que l'on fasse, si l'éducation reste la même, il n'y aura bientôt plus de chirurgiens, de ces chirurgiens ordinaires indispensables, dont les fonctions consistent à faire la médico-chirurgie chez les artisans ; et chez les riches, chez les grands, la petite chirurgie ordonnée par les médecins. Cette calamité qui approche, ne tardera pas, sans doute, à dessiller les yeux et à faire voir l'urgente nécessité de rendre la chirurgie à elle-même, et de la séparer entièrement de la médecine.

---

(1) Cette vérité est déja confirmée : sur la liste départementale, on trouve pour Paris quarante-cinq docteurs-médecins, contre deux docteurs-chirurgiens, qui ne sont là que parce qu'ils occupent des places distinguées dans la hiérarchie ; pour la consolation des amis de l'humanité, il seroit à souhaiter que les écoles spéciales publiassent aussi la liste des docteurs qu'ils reçoivent pour les départemens qui sont de leur ressort.

Le produit des études et de la réception dans chaque école de médecine, sera employé au traitement des professeurs, et aux dépenses de chacune d'elles, ainsi qu'il sera réglé par le gouvernement, sans néanmoins que les sommes reçues dans l'une de ces écoles, puissent être affectées aux dépenses des autres.

J'ai calculé dans un autre ouvrage, le produit que chaque professeur pourroit retirer de sa place; j'ai fait voir dans ce temps, que le *minimum* se monteroit au moins à 20,000 liv., sans y comprendre les accessoires, tels que présens de bougie, à cause de la complaisance, en calculant les honoraires pour la thèse et les documens qui font briller. Il y aura bientôt six cents diplômes à 500 liv., à partager entre les professeurs; mais aujourd'hui qu'on peut y ajouter les sommes que va fournir à la bourse commune, le droit de présence aux examens des candidats, au doctorat pharmaceutique, le droit de visite qui chaque année se fera, tant chez les apothicaires, que chez les épiciers droguistes. Les 50 liv. que coûtera le certificat qui empêchera les herboristes, maintenant établis, de fermer boutique, et donnera à d'autres qui s'en muniront, la permission de l'ouvrir, en outre les honoraires pour la visite qui chaque année se fera chez eux; les sommes que rapporteront les voyages que les professeurs vont faire dans les départemens pour interroger et recevoir les prétendans au titre d'officiers de santé, celles que sans doute ils retireront encore en gratifications, pour parcourir l'arrondissement de huit à dix lieues au delà du département, pour tranquilliser le public de la terreur panique qu'on lui insinue sur des pharmaciens qui peuvent avoir mal préparé des médicamens qu'ils auront scientifiquement composés, et qu'ils ont grand intérêt de bien conserver, pour leur honneur, leur profit : celles enfin, que produiront les frais d'étude, etc. Comment apprécier au juste, jusqu'où ces honoraires pourront monter? Mais ce qu'on peut positivement affirmer, c'est que la France n'aura pas encore eu de médecins professeurs aussi fortunés.

DES ÉTUDES, ET DE LA RÉCEPTION DES OFFICIERS DE SANTÉ.

Les jeunes gens qui se destinent à devenir officiers de santé, ne seront pas obligés d'étudier dans les écoles spéciales de médecine ; ils pourront être reçus officiers de santé, après avoir été attachés pendant six ans comme élèves à des docteurs, ou après avoir suivi pendant cinq années consécutives, la pratique des hôpitaux civils ou militaires. Une étude de trois années consécutives dans les écoles de médecine, leur tiendra lieu de la résidence de six années chez les docteurs, ou de cinq années dans les hospices.

Dans mon projet de règlement, j'ai fait voir l'impossibilité qu'il y auroit de former des hommes qui fussent doués de toutes les qualités nécessaires pour exercer l'art de guérir en sous ordre dans les villes, ou seuls dans les campagnes, si on obligeoit les jeunes gens qui s'y destinent à étudier dans les écoles spéciales. J'ai fait voir que la vie oisive que l'on mène dans les grandes villes, et à laquelle on s'habitue aisément, leur feroit perdre le goût qu'ils auroient, de prendre un état aussi pénible, si peu honoré, et qui en même temps, fût si peu lucratif ; que pour leur éviter toute occasion de découragement, de comparer cet état avec celui que promet l'éducation des écoles spéciales, il falloit leur prescrire ces études dans des endroits peu éloignés du lieu de leur naissance, afin de ne point leur laisser perdre les habitudes qu'ils y auroient contractées. Ces puissantes raisons fondées sur l'expérience, m'ont déterminé à proposer un mode d'éducation qui me paroît réunir tous ces avantages, et qui fera des hommes tels que le gouvernement les veut, c'est-à-dire des hommes instruits dans les trois parties de l'art de guérir. On n'a point fait attention à ce projet, parce qu'il n'a de recommandable que la vérité dite par un chirurgien, dont le but seul est le bien de l'humanité, et qu'il n'est pas l'ouvrage des médecins, qui aspirent à une domination exclusive. Voyons maintenant si celui qui vient de ces docteurs, réunit autant d'avantages, et tachons de prouver que l'éducation qu'ils prétendent donner, est manquée.

Un élève attaché pendant six années à un docteur en médecine, peut-il y acquérir les talens qui conviennent pour devenir un officier de santé capable? Trop d'obstacles s'y opposent. Si un docteur veut apprendre à son élève toutes les parties pratiques de l'art de guérir, ne faut-il pas qu'il les sache et qu'il les exerce toutes? Mais ne faisant que la médecine, il ne doit savoir traiter que les maladies internes; ce n'est donc que cette partie qu'il peut enseigner à son élève, encore faut-il pour cela, qu'il lui fasse voir assez de malades.

Jusqu'à ce jour les médecins n'ayant pas eu l'usage de se faire accompagner dans leurs visites, le public, les malades, auront peine à s'habituer à voir arriver chez eux le docteur, accompagné d'un élève, qui ne peut leur être utile, qui ne leur est amené que pour son instruction, et à qui ils vont servir d'école. On peut ajouter que l'homme opulent et la petite maîtresse, ne voudront pas se prêter à servir d'apprentissage à un jeune homme qui ne fait que sortir de son village, qui n'a ni le ton, ni les manières de la bonne compagnie, qui ne fera jamais ni leur société, ni celle du médecin, puisqu'il doit former dans la hiérarchie médicale, une classe moins distinguée, moins relevée. Cette tache sera un puissant motif pour lui faire refuser l'entrée des maisons.

Quand on passeroit sur toutes ces considérations, et que le docteur seroit parvenu à mener son élève partout avec lui; quand le docteur lui auroit appris tout ce qu'il sait de la pratique médicale, cet élève ne sera pas en état d'être officier de santé ; car il ne lui aura presque rien appris de tout ce qu'il faudroit qu'il sut. Si l'on se rappelle qu'il doit connoître les trois parties pratiques de l'art de guérir, porter des secours dans toutes les maladies, tant internes qu'externes, aux blessés, et non seulement savoir bien faire la petite chirurgie, mais encore préparer les médicamens les plus usuels, et qu'il doit administrer tous ces différens secours à la classe la plus étendue de la population de l'état, n'en conclura-t-on pas qu'il convient de prier ces docteurs en médecine de ne pas penser à entreprendre une éducation si difficile ?

Les jeunes gens, qui autrefois se destinoient à devenir chirurgiens de village, étoient des enfans sortis de la classe la plus étendue de l'état, d'artisans ou fils de fermiers, qui doués d'un jugement sain, et sachant lire et écrire, entroient en apprentissage chez un chirurgien d'une ville, où il y avoit communauté. Ils y restoient ordinairement quatre ans ; ils y apprenoient la chirurgie médicale ; ils suivoient le maître dans toute sa pratique, qui leur devenoit familière. Le temps de l'apprentissage a été mesuré par l'expérience, et la raison a fait juger que quatre années suffisoient pour que l'élève connut à fond toute la science médico-chirurgicale du maître.

J'ai dit que j'avois été témoin de cette éducation ; je m'honore d'ajouter ici, que j'en ai pris ma part, que j'ai suivi ces élèves bien au-delà de leur réception, et que je suis pénétré de ce qu'ils pouvoient faire. Mon père en avoit toujours deux ; les premiers mois de leur apprentissage se passoient à leur faire apprendre les différens modes de saigner par théorie et par pratique : l'aile d'un pigeon, ensuite les bras de ma mère faisoient leur premier coup d'essai. L'élève le plus ancien, apprenoit à l'autre à simuler les bandages, etc. : mon père les menoit avec lui chez les artisans de la ville, (car les riches et les nobles n'en vouloient pas souffrir) ou dans les villages des environs. Après les avoir instruits sur la nature de la maladie, avoir prescrit le régime qu'ils écrivoient sous sa dictée, il leur faisoit faire les saignées, les pansemens ; chaque jour étoit marqué par la même conduite. Les artisans de la ville, les habitans des campagnes qui avoient eu des fréquentes occasions de les voir agir, prenoient confiance en eux, et alors mon père les laissoit aller seuls.

Leurs quatre années d'apprentissage finies, ils se faisoient recevoir. Ils subissoient deux examens qui duroient au moins trois heures chacun. Les examinateurs qui connoissoient parfaitement jusqu'où pouvoit s'étendre leur savoir, ne leur faisoient que peu de questions sur l'anatomie, ils se contentoient qu'ils sussent dire le nom, la figure, la situation des principaux viscères ; la situation des artères et des veines occupoit davantage, et on ne leur faisoit que des questions très-sommaires sur la pharmacie ; cependant ils étoient obligés de dire comment on faisoit une tisanne, une médecine, etc. Le second examen rouloit ensuite sur les moyens qu'il falloit employer pour guérir les maladies, où la petite chirurgie jouoit le plus grand rôle.

On leur faisoit promettre qu'ils n'entreprendroient le traitement d'aucune maladie grave, qu'ils ne feroient aucune opération majeure sans demander conseil d'une part, et de l'autre sans être assisté d'un membre de la communauté : cette promesse étoit un serment fait entre famille. Dans ce temps on auroit tremblé de parler d'un recours en indemnité ; car on savoit que le mieux faisant y seroit exposé, et qu'en indemnité des peines qu'il se seroit données pour apprendre les moyens de secourir ses semblables, il se trouveroit exposé à avoir chaque année plusieurs procès sur le corps, intentés soit par la jalousie ou par la méchanceté.

Voilà tout ce qu'un chirurgien d'une ville de province pouvoit apprendre dans ce temps à ses élèves. Il ne faut pas croire que dans celui-ci le titre de docteur adapté à celui de chirurgien, soit un talisman qui donnera le moyen de faire une meilleure éducation. Je viens de donner la mesure du talent que l'élève pourra acquérir, il ne peut aller au-delà, et pour sa perfection, il y manquera une plus grande connoissance en anatomie, en théorie médicale et en pharmacie, sans laquelle l'éducation qui est bien ébauchée, ne suffira cependant pas.

Ou après avoir suivi pendant cinq années consécutives la pratique des hôpitaux, tant civils que militaires.

Il y a une distinction bien essentielle à faire entre les deux sortes d'élèves, l'une et l'autre n'ont pas la même occasion d'acquérir des connoissances et de se perfectionner. L'élève des hôpitaux militaires en temps de guerre, est forcé de mener une vie trop active, trop dissipée pour qu'il puisse se livrer à l'étude. Il n'a presque point d'autres maladies à soigner qui l'instruisent que les plaies faites par armes blanches ou à feu. Presque toutes les autres parties essentielles de l'art lui manquent, et s'il est parti pour les armées, sans avoir eu le temps de recevoir une éducation préalable (comme on a malheureusement eu trop d'exemples,) il est sûr que quand il y auroit passé cinq années, il ne seroit pas en état de devenir un officier de santé admissible, il faudroit encore qu'il finît par où il auroit dû commencer, et qu'il retournât à l'école. Aussi en voyons-nous beaucoup à Paris, qui y sont depuis plusieurs années dans cette intention.

L'élève des hôpitaux civils, au contraire, n'a rien qui lui fournisse des distractions. Tout est tranquille autour de lui. Il a le loisir d'étudier sans trouble la maladie dont le soin lui est confié et de la méditer. Chaque jour lui en présente de différente qu'il apprendra de même à bien connoître. En outre, rien ne l'empêchera d'étudier l'anatomie, d'ouvrir des cadavres. Enfin tout concourt à lui donner une si bonne éducation, que si après avoir passé ses cinq années à l'hôpital, il en sortoit sans être capable, il faudroit le supposer malade d'esprit.

L'école n'auroit pas mis les élèves des hospices civils au nombre des prétendans au titre d'officiers de santé; si elle s'étoit rappelée que l'administration de ces hospices, y avoit mis le plus grand empêchement, en désirant de multiplier le nombre des docteurs instruits, tant en chirurgie qu'en médecine. Elle y avoit créé pour ceux-ci des places d'élèves, parce qu'elle ne vouloit y voir entrer que des jeunes gens qui auroient de l'aptitude à profiter des leçons cliniques, qui naturellement s'y donnent chaque jour, et elle a décidé qu'il n'en seroit plus admis pour l'une ou l'autre partie de l'art, que lorsqu'ils auroient donné des preuves par un concours, qu'ils sont capables de s'acquitter des fonctions que la place qu'ils postulent exige. On sait que ceux qui sortent de leur village ne peuvent y prétendre, et il est sûr que parmi les capables, les lettrés obtiendront la préférence.

Cette belle éducation doit convaincre qu'un jeune homme qui aura déjà fait preuve de son savoir par un concours, et qui, pendant cinq années de pratique dans un hôpital, se sera rendu capable d'occuper les premières places, ne voudra pas prendre un titre que la médecine condamne à former la classe la moins relevée, la moins distinguée dans la hiérarchie médicale. Il faut donc se bien persuader qu'à moins d'un miracle ou d'un accès de folie, on ne verra aucun de ces jeunes gens disposés à faire un aussi grand sacrifice, pour passer le reste de ses jours dans des villes subordonnés à un docteur-médecin, dont il aura reçu la même éducation, qu'il aura connu aux écoles, et encore avec lequel il aura vécu à l'hôpital pendant cinq années. Pour prendre la plus haute volée, il n'a pas besoin d'aiguillon, il a plus qu'il ne faut. Il a par devers lui d'avoir parcouru la même carrière que l'élève en médecine, d'avoir fait les mêmes études; il a plus encore, c'est d'avoir pratiqué la chirurgie, que l'autre ne connoît pas, parce qu'il est l'homme du médecin dont le chirurgien-chef n'a pas droit de se mêler. Il n'aura donc plus à subir que quelques examens communs de quelques heures seulement, pour obtenir le diplôme de docteur en médecine ou en chirurgie à volonté.

Après avoir passé six années dans la subordination médicale; n'ayant pu même s'empêcher d'en ressentir les effets quoiqu'indirectement, il en aura vu assez pour sentir toute la différence des deux états. Il saura qu'il en coûte bien moins de peine pour exercer l'un que l'autre; que la médecine est plus relevée dans la hiérarchie médicale, et plus distinguée et plus considérée partout que n'est la chirurgie; qu'en médecine l'honneur se trouve avec le profit, et qu'aujourd'hui la médecine est le passe-partout.

Je le repète donc ici, un élève chirurgien aussi capable, et qui en outre a eu l'occasion de surveiller la médecine et de connoître tous ses avantages préférera de se faire médecin. Je concluerai donc que si l'on a cru qu'il ne pouvoit sortir de cette meilleure école que des officiers de santé, on s'est fortement trompé. Car ce n'est que de cette source d'où l'on peut espérer de voir naître les docteurs - chirurgiens les plus capables, et ceux qui à juste titre mériteroient les premières places dans la hiérarchie médicale.

Une étude de trois années consécutives dans les écoles de médecine, leur tiendra lieu de la résidence de six années chez les docteurs, ou de cinq années dans les hospices.

Quelle erreur! un jeune homme qui, dépourvu des connoissances préliminaires de la pratique médicale, n'aura fait que suivre pendant trois années les cours qui s'ouvrent aux écoles de médecine, sera un pauvre officier de santé. Il doit être moins en état de remplir ces fonctions, que ne l'étoit celui qui avoit fait un apprentissage de quatre ans chez un chirurgien d'une ville à communauté. Si j'ai reproché à celui-ci de ne point connoître assez l'anatomie, la pharmacie, la théorie médicale, je suis en droit de dire à l'autre qu'il sait trop de choses inutiles pour l'état auquel on le destine, et que pour avoir passé son temps à apprendre des vanités, il a négligé l'étude la plus essentielle, la pratique médico-chirurgicale, dont on parle bien aux écoles, mais qu'on ne peut exercer, qu'autant qu'on l'aura vue pratiquer ou qu'on l'aura pratiquée soi-même.

Il faut cependant convenir que relativement aux connoissances théoriques qu'il aura acquises dans le cours de ses trois années d'étude, tant sur les parties directes qu'indirectes de l'art, il aura la facilité de les dire, et qu'il sera une merveille aux examens. Il séduira par ses réponses tout l'auditoire, même le commissaire spécial qui aura pris la poste pour aller l'entendre. Mais qu'on ne s'y laisse pas tromper ; car il suffit pour cela de se remettre dans l'esprit l'exemple de ces mémoires heureuses, qui ayant donné, dans des examens, des preuves d'un grand savoir, ont fini par montrer qu'ils n'avoient aucune connoissance de la pratique médico-chirurgicale.

J'ai déjà parlé dans un autre ouvrage d'un jeune homme qui n'avoit jamais fait de chirurgie, et qui dans un concours avoit si bien répondu, qu'il avoit obtenu le suffrage de tous, même de ses concurrens, et la place d'emblée. Je prouverai quand on voudra, qu'il y a maintenant dans les hôpitaux de Paris beaucoup d'élèves en chirurgie, qui y ont été admis d'après des concours où ils ont brillés, et quand on leur a fait mettre la main à l'œuvre, ils ont montré qu'ils ne savoient rien. Depuis peu on en a vu d'autres qui ont étonné par la précision de leurs réponses sur la *nosologie*, sur la théorie médicale et celle des systèmes nouveaux. Ils les ont exposés avec autant de sagacité que l'auroient fait leurs auteurs. Ils ont parlé aussi bien que ceux qui auroient rempli leurs quatre années d'étude aux écoles spéciales, et si bien enfin qu'on n'auroit jamais pu imaginer que parmi eux il s'en trouveroit beaucoup qui dans les réponses par écrit aux questions qui leur ont été présentées, ne mettroient pas d'orthographe : en général, ils ont mal répondu sur la chirurgie, et presque tous n'avoient encore vu cette science que dans les livres.

Si donc un de ces érudits se vouoit à exercer les fonctions d'officier de santé, je demande quel rôle il joueroit à la campagne, ne sachant rien de ce qu'il faut pour exercer cet honorable emploi. En effet, où cet officier de santé aura-t-il appris à saigner, à faire la petite chirurgie, la Pharmacie ? Comment se connoîtra-t-il à la fièvre ? Quoiqu'avec de brillantes connoissances théoriques, faute d'avoir reçu des instructions dans la pratique médico-chirurgicale, qui ne s'apprend bien que quand la main a été conduite ; chaque pas qu'il fera sera marqué du sceau de l'ignorance, et il ne sera toute sa vie qu'un *loquax* dangereux (1).

Pour la réception des officiers de santé, il sera formé dans le chef-lieu de chaque département, un jury composé de deux docteurs domiciliés dans le département, nommés parle Premier Consul, et d'un commissaire pris parmi les professeurs des six écoles de médecine, et désignés par le Premier Consul. Ce jury sera renommé tous les cinq ans ; ses membres pourront être continués.

En appréciant au juste l'utilité de ce jury, il faut exa-

---

(1) Cependant, une chose bien digne de remarque et d'admiration, c'est que ces mêmes élèves, qui avec leurs trois années d'étude aux écoles spéciales, ne sont pas capables de remplir les fonctions humbles et peu distinguées d'officiers de santé, en passant une année de plus à ces mêmes écoles, auront acquis toutes les qualités, tout le talent exigible pour devenir des docteurs *in utraque parte*, surtout en médecine, titre qui leur donnera l'avantage, le privilége de pouvoir occuper les places les plus distinguées, tant dans la hiérarchie médicale que dans la républicaine.

miner quels en sont les devoirs : ils consistent à faire subir trois examens aux élèves, afin de connoître ce qu'ils savent, et de ne donner au gouvernement que des officiers de santé instruits. Si dans le premier examen, on les interroge sur toutes les parties de l'anatomie ; si dans le deuxième les questions portent sur les élémens de la médecine, et que dans le troisième il ne soit question que de chirurgie et de pharmacie, il est sûr que deux docteurs médecins sédentaires et un docteur commissaire ambulant, ne seront pas ceux qu'il faudra préférer ; ils n'auront pas les connoissances requises.

Si l'on s'en rapporte à un discours prononcé au tribunat le 19 ventôse, (1) où il est dit : *L'article* 3 *qui établit une ligne de démarcation entre les docteurs et les officiers de santé, a paru blesser quelques esprits ; mais cette différence dans les noms, dans la durée des études et dans la forme de réception, est conforme à la nature même des choses : les habitans des campagnes ayant des mœurs plus pures que celles des villes, ont des maladies plus simples, qui exigent par cette raison moins d'instruction et d'apprêt.*

Pour réduire les fonctions d'officier de santé à si peu de choses, il a fallu que l'auteur du discours ait oublié que le traitement des maladies internes, qu'il regarde comme devant être plus simple à cause de la pureté des mœurs, est la moindre des fonctions que l'officier de santé aura à remplir. Il auroit cependant dû se rappeler que vu les pénibles travaux auxquels les habitans des campagnes sont continuellement livrés, ils doivent éprouver un grand nombre de maladies dépendantes de la chirurgie, et qui sont de nature à demander une bonne instruction et de grands apprêts. En effet, qui pourra croire que la pureté des mœurs empêchera ces artisans de se blesser? La pureté des mœurs empêchera-

(1) Voyez la Gazette Nationale, *ou le Moniteur.*

t-elle qu'ils ne tombent du faîte d'un édifice ou du haut d'un arbre, et qu'ils se cassent tête, bras et jambes? Quand ils ont des fardeaux lourds à porter ou à traîner, la pureté de leurs mœurs ne les empêchera pas de faire de ces efforts violens qui donneront lieu à des hernies plus ou moins difficiles à réduire, souvent accompagnées d'accidens graves, auxquels on ne peut remédier que quand on est pourvu de beaucoup d'instructions? Enfin, la pureté des mœurs empêchera-t-elle l'intempérie de l'air à laquelle ils sont exposés nuit et jour, d'opérer des suppressions de la transpiration, des répercussions, qui donneront naissance à des maladies sans nombre, comme fluxions aux yeux, et des dépôts considérables à différentes parties du corps? Est-ce par des médiocres instructions données sans apprêts, que l'on apprendra aux étudians à traiter toutes les maladies externes, dont je ne donne ici qu'un léger aperçu? Non, il faut leur donner cette bonne instruction chirurgicale, qui ne peut se faire sans de grands apprêts.

Ce sont sans doute ces raisons qui ont déterminé nos anciens qui en savoient au moins autant que nous, à confier entièrement cette éducation à la chirurgie. Tout veut encore aujourd'hui que ce soit les chirurgiens qui la fassent, ils sont les seuls qui y soient propres, et qui doivent principalement former le jury. Cependant, pour donner à ce jury beaucoup d'importance, le bon ordre demande qu'on y admette médecins (quoiqu'inutiles), chirurgiens et pharmaciens.

L'école de médecine en a tracé le plus bel exemple, quand elle s'est emparée du collége de chirurgie; ne se sentant pas en état de faire à elle seule la grande éducation qu'elle avoit projetée, elle a été obligée (j'en ai déja touché quelques mots), d'emprunter les secours du collége de chirurgie, celui de la pharmacie; elle a pris de l'une et l'autre société, des professeurs tant en anatomie, en chirurgie, qu'en chimie et pharmacie. Elle auroit dû user de la même prévoyance, non seulement pour faire l'éducation des officiers de santé, mais encore pour composer un jury qui soit capable ; il ne peut être tel, si on n'y voit pas des chirurgiens, des pharmaciens expérimentés.

Ce seroit une barbarie, de déplacer les professeurs spéciaux ; ils ne devroient jamais quitter leur poste, parce qu'il est évident qu'ils n'auront que le temps nécessaire pour mettre leurs cahiers à l'ordre du jour, s'il falloit surtout que leurs leçons fussent faites en latin et par cœur.

Il seroit impolitique de rendre arbitraire la nomination des jurys, elle feroit tort à la réputation des autres collègues, qui ne seroient pas nommés, et même à l'art, par la raison qu'en fait de science de cette importance, tous ceux qui les exercent, et que les écoles ont reçus, doivent être supposés égaux en savoir. Il faut en conséquence, les laisser jouir des mêmes prérogatives. On doit donc les prendre à tour de rôle.

Mais si on suit l'esprit de l'Arrêté qui dit que dans le premier examen sur l'anatomie, *les élèves feront au moins sur le squelette, la démonstration des objets qui leur seront demandés ; que dans le deuxième sur la chirurgie, ils feront celle des instrumens portatifs qui sont d'usage, que de plus ils simuleront l'application des bandages et appareils, les manœuvres des accouchemens ; qu'au troisième, il sera proposé une question sur un fait de pratique commune, que l'aspirant sera obligé de traiter par écrit, et répondra ensuite aux questions qui lui seront faites par le jury.* Il est évident qu'il n'y faut que des docteurs-médecins ; car des artistes nécessaires à leur poste, ne voudront pas s'en éloigner pour aller faire subir des examens aussi insignifians, et qui ayent si peu de rapport avec les salutaires et importantes fonctions que doit exercer l'officier de santé. Un docteur réellement chirurgien, rougira de passer le temps d'un examen à ne faire que des questions sur les os ; il aura une bien grande indigestion, quand dans le second examen, il ne pourra parler que de ferremens, faire simuler

muler bandages et appareils, et les manœuvres des accouchemens.

Sans doute que l'Ecole n'entend parler ici que des manœuvres des accouchemens naturels, et de ceux contre nature où la main seule suffit, car il y en a de compliqués qui exigent l'emploi des instrumens; ils font alors partie des grandes opérations chirurgicales, que suivant la loi l'officier de santé ne peut faire, qu'autant qu'il sera surveillé par un docteur: en effet, les cas qui les déterminent causent souvent des accidens graves.

Faute d'une explication motivée dans le contenu de cet examen, l'officier de santé ayant fait, ou étant supposé avoir fait toutes les manœuvres en présence du jury, et n'ayant rien trouvé dans leurs questions qui bornât son ministère, se croira en droit de les pratiquer toutes. Si le hasard vouloit qu'il fut appelé la nuit par une sage-femme pour le cas d'une tête enclavée au passage, qu'arrive-t-il? Depuis long-temps il fait appeler le docteur surveillant; mais on sait que peu de considérations déterminent le docteur à sortir de chez lui avant neuf à dix heures du matin, et qu'il n'est point d'usage qu'il aille passer des nuits auprès des malades; il ne paroîtra donc pas? L'officier de santé, parce qu'il ne peut être surveillé, abandonnera-t-il à une mort certaine un enfant, une femme qui implore son secours, et qui par sa situation, ses gémissemens, attendriroit le cœur le plus dur, le plus barbare? Non, un homme qui avec du talent se sera sacrifié jusqu'à se faire officier de santé, sera trop humain, il n'hésitera pas, il emploiera le forceps: il réussira à sauver la mère et l'enfant; mais comme la tête de ce dernier, pour être restée trop long-temps au passage, a tellement comprimé les parties sur lesquelles elle reposoit, qu'il y est survenu des escarres gangréneuses, et que de plus la femme en reste affligée d'une incontinence d'urine; cette femme se plaindra, la malveillance s'en mêlera, et quoique l'officier de santé ait fait son devoir, on parlera du recours à indemnité, on l'attaquera, et le pauvre officier de santé, ce bienfaiteur, pour avoir fait ce que son âme compatissante et sensible lui aura suggéré, se trouvera condamné.

Quoiqu'un philosophe-médecin puisse tirer grand parti de cet examen, il n'est pas moins vrai qu'il ne dit rien de ce qu'il faudroit que sût un officier de santé : le troisième examen en dit encore moins. On se contente d'une question proposée sur un fait de pratique commune, que l'aspirant sera obligé de traiter par écrit, à la suite de quelques réponses faites au jury.

Voilà pourtant l'ensemble de trois Examens ouverts pour plusieurs à-la-fois, qui seront terminés en trois heures. Suffiront-ils pour assurer de la capacité des aspirans, et pour oser dire au gouvernement que ceux qui les auront subis, seront des officiers de santé, ou des chirurgiens suffisamment instruits? Non . . . Le chirurgien refusera opiniâtrement de signer le diplôme, en alléguant qu'il n'a pu faire de questions qui soient relatives aux fonctions d'officiers de santé. Le pharmacien dira aussi, que puis-je attester? dans les trois examens, il n'a pas été fait une question qui me regarde. Il faut donc croire que ce jury n'a été établi que pour les docteurs en médecine; en effet, on voit qu'il n'y a qu'eux qui peuvent le former. Ces docteurs y joueront un grand rôle, étant juges et parties intéressées à n'avoir en officiers de santé que des ignares; rien ne les empêchera de faire briller leurs élèves.

Un docteur peut aisément en six années apprendre à cet élève à faire la démonstration des os du squelette; il ne faudra pas non plus qu'il fasse de grands efforts pour lui faire connoître et démontrer les instrumens portatifs qui sont les plus nécessaires en chirurgie. Que lui en coûtera-t-il encore pour lui apprendre à simuler quelques bandages et appareils, surtout les manœuvres des accouchemens? Le docteur aura encore bien le temps de lui apprendre à mettre par écrit un fait de pratique commune, et à répondre aux questions que le jury lui fera. En raison de la confraternité, il les aura prévues et communiquées d'avance. Voilà tout ce que l'arrêté demande, et d'après ce que je viens de dire, il est aisé de voir que l'élève du médecin pourra y répondre sans peine.

Je pose même en fait, que si le jury balançoit à les recevoir, le public présent, et qui auroit en main l'arrêté, se trouveroit autorisé à crier à l'injustice, en disant : l'élève du docteur médecin a ponctuellement répondu à toutes les questions que cet arrêté demande : il mérite bien qu'on lui accorde le diplôme d'Officier de Santé.

Dans les six Départemens où seront situées les Ecoles de médecine, le jury sera pris parmi les professeurs de ces écoles, et les réceptions des officiers de santé seront faites dans leur enceinte.

Qui n'admireroit pas la prévoyance et la conduite réfléchie de la médecine, par tous les soins qu'elle prend pour aggrandir son domaine? Le droit qu'elle se donne d'examiner elle-même les prétendans au titre d'officiers de santé, que ses enfans auront formés, (puisque, comme je l'ai prouvé, il n'y aura qu'eux qui auront le courage d'en faire) ; lui procurera bien des avantages. Car outre celui des honoraires auxquels elle ne renonce pas, elle aura la gloire d'inonder non seulement les villes où ses écoles seront situées, mais encore tous les départemens d'un grand nombre de ces officiers de santé qui seront tout à elle, et dont ses enfans de la nouvelle création auront grand besoin. A Paris, elle les ramasse indistinctement. La première liste en a fait voir 240. Si d'un premier abord on en voit autant à Paris, où il ne devroit point y en avoir, qu'en peut-on conclure? Que bientôt le vœu médical sera rempli, et qu'on ne verra plus que des docteurs-médecins et des officiers de santé.

Ces sujets dociles soutiendront ces docteurs dans leur domination, en exécutant sans mot dire leurs prescriptions dont ils n'auront pas même l'idée, puisqu'ils ne connoîtront que des os et des instrumens de chirurgie. En revanche aussi ces docteurs se comporteront-ils envers eux avec la même indulgence dont ils usoient avec les Barbiers. On sait que dans le temps le Barbier étoit l'enfant chéri, qu'il fît bien ou mal une opération, un pansement, qu'à sa suite il y survint des accidens graves, ce n'étoit pas sa faute. Si le docteur en parloit, ce n'étoit que pour le louer; on ne pensoit pas à attaquer le barbier en recours d'indemnité. Voilà comme ces associés d'autrefois se secouroient réciproquement. Cette conduite sera-t-elle suivie? N'en doutons pas, puisqu'on ne verra partout que des officiers de santé de la façon des docteurs-médecins.

Les Médecins ou Chirurgiens, établis depuis la suppression des universités, facultés, colléges ou communautés, sans avoir pu se faire recevoir, et qui exercent depuis trois ans, se muniront d'un certificat délivré par les Sous-Préfets de leur arrondissement, sur l'attestation du Maire et de deux notables des communes où ils résident, au choix des Sous-Préfets : le certificat qui constatera qu'ils pratiquent leur art depuis l'époque indiquée, leur tiendra lieu de diplôme d'officiers de santé. Ils le présenteront dans le délai prescrit par l'article précédent, au tribunal de leur arrondissement et au bureau de leur Sous-Préfecture.

Les dispositions de cet article seront applicables aux individus mentionnés à l'article X et XI, et même à ceux qui n'étant pas employés, ni en chefs, ni en première classe aux armées de terre ou de mer, et ayant exercés depuis trois ans, ne voudroient pas prendre le titre et le diplôme de docteur en médecine ou en chirurgie.

Le contenu de cet article prouve évidemment que

l'Ecole ne se met pas en peine de savoir si ceux qu'elle désigne sous le nom de chirurgiens et qui exercent, sans en avoir le droit, en sont capables. Suivant l'article X et XI, elle se contente d'inviter les uns à se présenter pour être examinés et recevoir le diplôme. Elle leur promet qu'ils ne paieront que les frais qui seront fixés pour la thèse. Ici par la disposition de l'article ci-dessus, on voit que, crainte de les perdre, elle leur donne à tous un plein pouvoir d'exercer, quand ils se seront munis du certificat des Sous-Préfets, qui leur tiendra lieu de diplôme d'officiers de santé *On croit devoir user de cette indulgence*, dit-elle, *dans la crainte que l'appel fait à tant d'hommes paisibles, pour venir se présenter à des examens, n'eût porté le trouble dans un grand nombre de familles. On a pensé que de tels intérêts devoient être ménagés*. Il paroît que l'Ecole aime mieux laisser encore l'humanité souffrante en proie à l'ignorance et aux malheurs qui en sont inséparables. *On n'auroit pu voir*, ajoute-t-elle, *dans les enquêtes contre ces citoyens, que des mesures trop rigoureuses et injustes, en ce qu'elles les tourmenteroient pour un défaut de formalités, qu'il n'étoit pas en leur pouvoir de remplir* (1).

Grand Dieu ! peut-on appeler défaut de formalité des actes importans, des examens enfin, sans lesquels, en telle science que ce soit, il est impossible de connoître si celui qui s'y destine, la sait. Il n'est pas probable que l'on autorisera des hommes, qui n'ont donné aucune preuve de savoir, à exercer une science, qui demande tant d'étude et de travaux, que la chirurgie. Il n'est pas probable, dis-je, que l'on se contente des certifi-

(1) On ne voit pas pourquoi l'école s'attendriroit plutôt en faveur de ces chirurgiens, que sur le sort des pauvres herboristes qui sont établis depuis long-temps. On les oblige à subir un examen et à présenter un certificat qui atteste qu'ils connoissent les plantes : on les menace que faute de ce certificat, ils seront sans miséricorde, forcés de fermer boutique. Quelle contradiction ! combien d'injustices on va commettre en voulant paroître équitable. Cependant, il faut convenir que le certificat aura son utilité ; il coûtera 50 liv., et les herboristes sont en grand nombre à Paris.

cats des Sous-Préfets, qui attestent que ces hommes exercent depuis deux ou trois ans, pour laisser davantage entre leurs mains la partie la plus nombreuse des familles, la classe la plus intéressante, la plus précieuse de la population de l'état, qui par des accidens inséparables de leur profession, ont besoin, plus que tous les autres, d'avoir des officiers de santé instruits.

Si ces hommes veulent continuer à exercer, si on craint de les déplacer, en les appelant aux Ecoles spéciales, qui peuvent être éloignées de leur demeure et exiger quelque temps d'absence, il faut du moins les faire passer par les jurys départementaux, leur faire subir, non trois examens insignifians, mais les cinq, tels que je les ai proposés dans mon *projet de règlement.* Ces hommes, sans souffrir aucun déplacement, n'auront à faire que cinq à six voyages de quelques lieues, qui, chaque fois, ne les occuperont pas la journée entière; en outre ces voyages n'auront rien d'extraordinaire pour eux, parce qu'il est constant qu'ils sont obligés de les faire pour leur intérêt personnel. Ce procédé, simple et naturel, ne peut porter aucun trouble dans les familles. Il n'y aura n'y enquêtes, ni mesures rigoureuses à exercer; et je suis sûr que ces citoyens paisibles et jaloux de posséder un titre légal, qui, en prouvant le talent, consolidera davantage leur réputation, se feront une gloire de passer par ces épreuves, et de payer, comme il convient, le droit qu'ils se sont arrogés, d'exercer sans titre.

Quoiqu'on ne dise pas dans l'article qu'il y aura de ces officiers de santé dans les villes où sont situées les Ecoles spéciales, on y treuve cependant une porte ouverte, et dont l'entrée paroît bien facile pour tous venans, puisque, comme je l'ai déjà dit, on en compte 240 à Paris. Parmi eux il y a beaucoup de jeunes gens qui n'y étoient venus que dans l'intention de se perfectionner dans leur art, pour retourner ensuite dans leur province. Mais le nouvel arrêté pris par l'Ecole qui l'a fait sanctionner, leur a tourné la tête. Ils ont abandonné études et travaux chirurgicaux, pour ne plus s'occuper que des moyens d'obtenir le certificat du préfet qui, sans autre formalité, leur procure le droit d'exercer l'art médical, et de se donner un état dans la mère-ville des écoles spéciales. Ils ont été portés à faire cette demande par l'exemple de quelques - uns d'entr'eux qui, favorisés, sans avoir donné aucune preuve de savoir, ont eu l'adresse de se faire confondre avec les maîtres en chirurgie, et de briller dans Paris. Mais beaucoup d'autres sont jaloux de voir cette distinction et fachés qu'on les ait confondus mal-à-propos, avec les distributeurs d'annonces sur les ponts.

On dit que l'Ecole se comportera plus généreusement encore, et qu'elle donnera le bonnet de docteurs à des jeunes gens sans titre et qui n'ont pas même été aux armées : elle leur fera seulement soutenir une thèse soufflée. La chronique hasarde déjà les noms de quelques-uns qui n'ont jamais quitté Paris, et qui par ce moyen ont obtenu le titre de docteurs-chirurgiens : aussi, n'y attend-on que ceux-là.

On arguera peut-être que ces médecins et chirurgiens ont des attestations qui font preuve qu'ils ont étudié et qu'il ne peut résulter aucun mal de les laisser continuer à exercer ; mais on demandera ! quelle confiance on peut avoir en ces attestations ? Tout le monde sait que de tout temps, pour les avoir des Ecoles de médecine, il suffisoit de s'y montrer à des jours marqués. On s'inscrivoit, et après on pouvoit aller passer son temps partout où l'on vouloit. Cette licence est devenue si générale depuis la Révolution, qu'il y en a qui ont eu leurs at testations sans quitter leur province, éloignée de Paris de plus de 25 à 30 lieues. D'autres venoient à Paris par partie de plaisir, passer quelques jours dans le temps où se prenoient les inscriptions. Ceux-là n'auront point de peine à présenter un certificat des Sous-préfets, qui attestera résidence, et qu'ils exercent depuis long-temps. Tels seront cependant ces individus, qu'on ne jugera que sur de si minces apparences.

Les officiers de santé ne pourront s'établir que dans les départemens où ils auront été examinés par le jury, après s'être fait enregistrer comme il vient d'être prescrit. Ils ne pourront pratiquer les grandes opérations chirurgicales, que sous la surveillance et l'inspection d'un docteur, dans les lieux où celui-ci sera établi. Dans le cas d'accidens graves arrivés à la suite d'une opération exécutée hors de la surveillance et de l'inspection prescrite ci-dessus, il y aura recours à indemnité contre l'officier de santé qui s'en sera rendu coupable.

On ne concevra jamais quelles sont les raisons qui ont fait dire à la médecine que les officiers de santé formeroient une classe moins distinguée, moins relevée dans la hiérarchie médicale, et que cet état seroit regardé comme humble et obscur par la multitude : on conçoit encore moins, pourquoi en appelant à cet emploi des hommes de mérite, l'élève d'un chirurgien, celui des hôpitaux, l'élève enfin, qui ayant des connoissances préalables, aura passé trois années dans une des Ecoles spéciales, elle leur ôte le droit de pratiquer les grandes opérations, à moins qu'ils ne soient surveillés et inspectés par un docteur, etc. Cette tache humiliante que l'on fait au titre d'officier de santé, et que l'on a rendu publique, en l'insérant dans les gazettes, porte déjà le plus grand découragement parmi tous ceux que l'on y appelle, et je crois qu'il n'y en aura pas un qui n'aimât mieux renoncer à son état, plutôt que de consentir à cette flétrissure.

Si la Médecine eut été bien convaincue de la grande nécessité qu'il y a d'avoir des hommes parfaitement instruits, pour soigner la partie la plus nombreuse des familles, la classe la plus étendue de la population de l'état, je suis persuadé que si elle ne les eut pas traité à égal d'elle, elle auroit au moins cherché à leur assigner un rang distingué, relevé et bien méritant dans la hiérarchie médicale; elle auroit même fait ses efforts, pour leur en donner un qui les flattât dans la hiérarchie républicaine ; ne le méritent-ils donc pas à tous égards ? Car pour exercer cette pénible et très-honorable fonction, que de vertus il faut avoir ! Il faut se dépouiller de toute ambition, savoir tout sacrifier, plaisirs, honneurs et profits, et s'attendre à passer sa vie dans un état de fatigue continuelle, qui ne trouve souvent de récompense que dans la satisfaction de secourir son semblable.

Je suis fâché de me citer souvent. L'expérience des années en donne quelques droits. J'ai vécu avec de pareils hommes ; aussi me semble-t-il encore voir ces amis de l'humanité, harassés, assis auprès du feu, au milieu de leurs parens, allonger leurs membres, comme pour les soulager de la fatigue qu'ils venoient d'éprouver, dire, en racontant l'histoire de la maladie d'un de ces pères de famille qu'ils venoient de retirer des portes de la mort : que je suis heureux ! que je suis content ! En voici encore un bien nécessaire à sa famille, je le lui rends. Ce seroit de pareils hommes, des hommes aussi précieux que l'on humilieroit : non ! ils méritent un sort meilleur.

Si on compare ce mode d'éducation avec celui que j'ai proposé, consistant à établir au centre de cinq Départemens, dans l'hôpital le mieux organisé, une Ecole sanitaire dirigée par trois docteurs-chefs qui, chacun dans leur partie, donneront des leçons de théorie et de pratique vraiment cliniques, on verra combien le mien l'emporte, parce qu'il réunit tout pour former des hommes tels que le gouvernement le désire, c'est-à-dire, des hommes instruits dans les trois parties de l'art de guérir, et qu'il n'y manquera pour former la grande éducation, que la superfluité qui fait bien l'homme philosophe, mais ne fait pas l'officier de santé médicant.

Malgré mes réflexions sur la médecine et la chirurgie, je proteste de ma soumission entière au Premier CONSUL et à ses lois : Que de reconnoissance ne doit-on pas à ce héros, pour nous avoir soustrait à l'Anarchie, aux proscriptions, enfin à toutes les calamités qui nous menaçoient !

Si non fructus in praesens, saltem in futurum.

www.ingramcontent.com/pod-product-compliance
Ingram Content Group UK Ltd.
Pitfield, Milton Keynes, MK11 3LW, UK
UKHW020417180726
13839UKWH00003B/1336

9 782329 437477